类风湿关节炎的

达标治疗与慢病管理

/ 黄清春　主编 /

全国百佳图书出版单位

中国中医药出版社

·北京·

图书在版编目（CIP）数据

类风湿关节炎的达标治疗与慢病管理 / 黄清春主编 .—
北京：中国中医药出版社，2022.12
ISBN 978-7-5132-7858-4

Ⅰ.①类…　Ⅱ.①黄…　Ⅲ.①类风湿性关节炎—防治
Ⅳ.① R593.22

中国版本图书馆 CIP 数据核字（2022）第 193874 号

中国中医药出版社出版

北京经济技术开发区科创十三街 31 号院二区 8 号楼
邮政编码　100176
传真　010-64405721
保定市西城胶印有限公司印刷
各地新华书店经销

开本 880×1230　1/32　印张 9.75　字数 200 千字
2022 年 12 月第 1 版　2022 年 12 月第 1 次印刷
书号　ISBN 978-7-5132-7858-4

定价　56.00 元
网址　www.cptcm.com

服 务 热 线　010-64405510
购 书 热 线　010-89535836
维 权 打 假　010-64405753

微信服务号　**zgzyycbs**
微商城网址　**https://kdt.im/LIdUGr**
官 方 微 博　**http://e.weibo.com/cptcm**
天猫旗舰店网址　**https://zgzyycbs.tmall.com**

如有印装质量问题请与本社出版部联系（010-64405510）
版权专有　侵权必究

《类风湿关节炎的达标治疗与慢病管理》
编委会

主编简介

黄清春 教授，博士生导师，博士后合作导师，广东省中医院风湿科主任。兼任广东省中医药学会风湿病专业委员会主任委员，中华中医药学会风湿病分会副主任委员，中华中医药学会免疫学分会副主任委员等职。从事临床工作35年，擅长中西医结合治疗风湿免疫病，具有丰富的临床经验，尤其在类风湿关节炎的治疗方面，获得临床、科研的业界认可。得益于陈纪藩教授经方治痹的思想和理念，结合自己的临床体会，总结出了类风湿关节炎"早期中医西医相结合，中期内治外治相结合，晚期内科外科相结合"及"活血化瘀贯穿类风湿关节炎治疗始终"的学术观点。

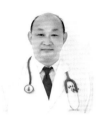

副主编简介

储永良 教授，副主任医师，硕士生导师，广东省中医院珠海医院风湿血液科主任，广东省中医院国医大师李济仁工作室负责人。兼任中华中医药学会风湿病分会委员，广东省中医药学会风湿病专业委员会常务委员。师从黄清春教授，曾于北京协和医院进修学习。从事临床工作20余年，是第一批国医大师李济仁的岭南传承人。擅长中西医结合诊治各种风湿病及疑难杂症，同时擅长运用各种中医外治法（如针刀、手法整复、关节微创针刀镜、射频治疗、三氧治疗等）治疗各种风湿病。

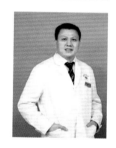

黄闰月 教授，主任医师，博士生导师，广东省杰出青年医学人才，广东特支计划青年拔尖人才，广东省中医院风湿免疫研究团队负责人。兼任中华中医药学会免疫学分会青年副主任委员，广东省中

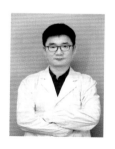

医药学会风湿病专业委员会副主任委员，广东省社区卫生学会风湿与康复分会副主任委员兼秘书长。从事中西医结合临床实践工作10余年，师从国医大师李济仁老先生和岭南风湿病名家黄清春教授，博采众长，中西合参，擅长类风湿关节炎、痛风、干燥综合征、系统性红斑狼疮和强直性脊柱炎等风湿免疫病的诊断与治疗。

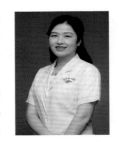

何晓红　教授，副主任医师，硕士生导师。兼任中华中医药学会风湿病分会委员，广东省临床试验评估专业委员会副主任委员，广东省中医药学会风湿与关节病康复专业委员会副主任委员兼秘书，广东省中医药学会风湿病专业委员会常务委员兼秘书，广东省中西医结合学会痛风专业委员会常务委员等职。从事临床工作16年，传承中医大家焦树德教授治疗风湿病的学术理念，注重中西医结合，擅长风湿免疫病的中西医诊治。

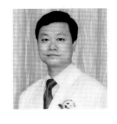

陈光星　中医学博士，教授，主任医师，博士生导师，博士后合作导师，广州中医药大学第一附属医院白云医院副院长，美国哈佛大学麻省总医院访问学者。兼任广东省中医药学会风湿病专业委员会副主任委员，广东省医疗行业协会风湿免疫分会副主任委员。长期从事风湿免疫疾病相关的医疗、科研和教学工作，师从全国老中医药专家陈纪藩教授，擅长中西医结合治疗风湿免疫病。

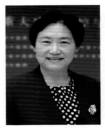

海　霞　教授，编审，主任医师，硕士生导师，享受国务院政府特殊津贴，《中国中医药报》社有限公司专刊部主任。兼任中华中医药学会科普分会主任委员，国家中医药管理局中医药文化科普巡讲专家，中华中医药学会2020年度中医药基层科普人物。

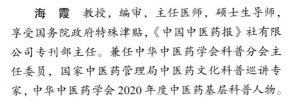

◗ 前　言

　　中医药的发展传承历经数千年。中医药源于临床，源于自然，经过古代先贤潜心的观察、分析、归纳及实践，客观总结为成体系的整体观念及辨证论治的理论及方药，为中华民族的繁衍昌盛做出了巨大贡献，至今仍服务于广大人民群众。随着现代科技的发展，中医药事业不断创新，不断焕发新的生机。西医学源于分子、细胞、解剖，是从更微观的视角来解释现象，更直接地干预和治疗人体的各种复杂疾病，尤其随着科技手段的进步，更精确的检验、检查为人们研究疾病的发生发展提供了更多的客观指标和依据。

　　人体是在宇宙中不断进化和完善的有机体，而其生命过程中的各种平衡调节及自我修复能力，各种心理、情绪，气候、环境所产生的影响等，仍涉及许多未知的领域。用有限的认知去观察和判断异常复杂的生命体，是富有挑战的。

　　作为当代风湿科医生，面对各种风湿病，如何以中西医融合创新的手段为患者提供尽可能优化的治疗方案，是我常常思考的沉重问题。笔者出身于中医世家，在西医院工作25年，又回到省中医院从事临床工作10余年，在传承老一辈痹证大家学术经验的基础上，不断探索类风湿关节炎的瘀证病机，评估研究中成药和中药复方治疗类风湿关节炎的临床疗效。30余年临床一线的经历和经验，使笔者渐有所悟，在面对急性活动性或重症合并内脏损害的类风湿关节炎时，通过中西医结合治疗尽快缓解病情、阻断病情进展，而对于缓解期或稳定期，则突出中医特色及强化慢病管理，以更好地稳定病情、减少复发，提高患者生活质量。充分学习、运用西医学的技术和手段，融入中医学整体观念、辨证论治的思路，宏观和微观相互印证，整体和精准相互融合，在转归变化中取得动态平衡，是我对中国医学的一种理解。

类风湿关节炎是风湿科最具代表性的疾病之一，仅仅改善患者的症状，而不注意阻断病情进展，严重者会致残，造成的内脏（包括心、肺、肾、脑等）和血液方面的损害更是难以逆转。因此，医者要时刻提醒自己，要有达标意识，尽可能利用中西医的优势实现治疗目标，达到临床完全缓解。通过慢病管理评估维持长期缓解，可能是类风湿关节炎患者的一种更好的结局。

在25年军队医院的工作经历中，得益于我的老主任沈鹰教授的耐心培养和精心指导，我从一名刚毕业的稚嫩青年慢慢成长为具有正高职称的白衣战士。师从博士生导师陈纪藩教授学习三年，"源于经典，回归临床"的学术思想也深深地影响着我的临床辨证思路。学术带头人邓兆智教授基于疗效的中西医结合理念丰富了我的学术认知，引导我更深刻地意识到达标治疗的价值和慢病管理的意义。

面对复杂的风湿疾病，既有的知识、经验和认识显然有限，然而在很多患者的肯定和鼓励下，笔者总结一二，以期与同道分享。错漏或观点理念偏颇之处还望同道批评指正，以利进一步完善提高。

本书的编写得到了全科医护人员的大力支持，希望本书能够为广大从事风湿病治疗的临床医生和类风湿关节炎患者带来双重获益！

黄清春

2022 年 8 月

◗◗目 录

第一章

达标治疗的价值与慢病管理的意义

达标治疗指的是设定某种治疗效果的目标，为达到目标而采取的治疗手段和管理过程。

治疗手段：中西药的优化选择、内治和外治的配合、护理和健康宣教等。

管理过程：病情评估、饮食管理、关节保护、功能锻炼、情感管理等。

类风湿关节炎作为一种自身免疫性疾病，其病程绵长，致残率高，会引起部分患者内脏重要器官包括肺、心、肾和胃肠的受累，严重威胁人们的生命健康。

达标治疗分为活动期达标治疗和缓解期达标治疗。

活动期达标治疗：主张中西医结合的理念，利用一切先进的治疗方案，根据患者的年龄、体质和疾病的分期进行辨证分型，制定个性化的治疗方案，尽快控制病情和炎症活动，尽早达到临床缓解。

缓解期达标治疗：通过定期复查评估，在维持缓解的基础上优化治疗方案，以中医辨证分型用药（包括中成药）为主，配合慢作用药、生物制剂或靶向小分子制剂，减少药物不良反应，恢复关节功能，提高生活质量。

达标治疗是提高临床疗效、降低关节致残率和延缓病情进展的重要环节，应引起足够重视。

第一节　达标治疗的价值

达标治疗（treat-to-target）是一种以病情缓解（包括临床缓解和影像学缓解）为治疗目标，采取各种积极有效的治疗方式，在一定时间内将炎症或病情活动度降至较低水平或达到临床缓解的治疗方法。达标治疗理念最早源于心血管疾病领域，其应用显著降低了发达国家的心血管疾病病死率。2010年3月，国际指导委员会首次提出类风湿关节炎治疗的首要目标是临床缓解或降低疾病活动度，达标治疗是类风湿关节炎疾病管理的核心。达标治疗即是设定某种治疗效果为目标，为达到这一目标而采取的治疗手段和管理过程。治疗手段即治疗方案，包括中西医治疗方案的优化选择、内治和外治相结合、医疗和护理相结合及健康宣教。管理过程包括病情评估、治疗方案优化、饮食管理、关节保护、功能锻炼、情感管理等。

类风湿关节炎（rheumatoid arthritis，RA）是一种慢性的、炎症性的自身免疫病，可引发一系列症状，包括关节部位的疼痛和肿胀，并导致关节破坏。该病病程绵长，致残率高，部分患者会出现重要器官包括肺、心，以及神经系统、血液系统等的受累，严重威胁人们的健康和生命。RA患病率约为0.36%，我国RA患者数量约为500万。2006年第二次全国残疾人抽样调查显示，RA为我国女性的首位致残原因。目前，RA的病因尚未完全明确，在临床上依旧无法根治。

根据中国类风湿关节炎 2019 年年度报告可知，目前我国 RA 的疾病特点为病患多（患者人数多）、病程长（延误诊治多）、中重度患者多（病情重者多）、并存疾病多（出现并发症者多），发病率呈不断升高趋势且发病人群更年轻化，预后较差，疾病负担重。在 RA 的疾病管理中，更是存在疾病认知度低、早期诊断率低、诊治欠规范、缺乏有效的疾病管理体系及风湿科医师数量严重短缺等问题。《2018 中国类风湿关节炎诊疗指南》明确了 RA 的治疗目标是达到临床缓解或低疾病活动度，即"达标治疗"，最终目的为控制病情、减少致残率、改善患者的生活质量。完整的 RA 达标治疗概念包含以下几个要素：目标的选择、目标的评估方法、目标评估的时间、达成目标的方法、如果目标没有实现应当如何调整治疗策略，以及医患共同决策等。

在达标治疗概念提出后的 10 余年中，这一理念已被全球风湿科医师广泛接受并认可，实现了 RA 患者的全面获益。2004 年，一项在 Lancet（《柳叶刀》杂志）发表的随机对照试验提示，强化治疗组患者在疾病活动度下降幅度、取得良好反应的患者比例和达到缓解的患者比例方面均显著优于常规治疗组患者，其中的"强化治疗"即是达标治疗的雏形。此后，一系列临床研究均证实了达标治疗的临床获益。一项对 1001 例国内 RA 患者的纵向研究提示，在 2009—2016 年接受治疗的患者的疾病活动度逐年下降，达标率逐年上升，而在 2011 年实行目标治疗策略后，这种变化更为显著。进一步分析显示，实行达标治疗的患者更快、更多地实现了临床缓解。同时，在功能状态、疼痛、疲劳等报告结局和影像学评估上，达标治疗也展现出了确切的优势。此外，有研究证实 RA 患者患糖尿病、心血管疾病等的风险较高，而相对于中高疾病活动度患者来说，达到临床缓解或低疾病活动度的 RA 患者患糖尿病的风险显著降低，提示达标治疗或可降低糖尿病的发病风险。还有证据显示，相对于未达标的患者，达到过缓解的患者全因死亡率下降多达 28%，达到缓解的次数越多，死亡风险越低。另有一项随机对照试验提示实行达标治疗的 RA 患者的 LDL-C（低密度脂蛋白胆固醇）水平、颈动脉内中膜厚度较常规治疗组显著改善，且心血管事件发生风险明显下降。

现在国际公认的 RA 达标治疗的目标为"达到临床缓解或低疾病活动度"。那么，如何评估 RA 患者的病情是否已达到临床缓解或低疾病活动度呢？早在 20 世纪 50 年代，便有学者提出 RA 疾病缓解的概念。1981 年，美国风湿病协会［American Rheumatism Association（ARA），1988 年更名为 American College of Rheumatology（ACR）］首次提出 RA 临床缓解的初步标准，满足以下 6 条中的任意 5 条及以上者，可定义为 RA 病情缓解：无晨僵，或晨僵时间 < 15 分钟；无乏力；无关节疼痛；无关节压痛；无关节或者腱鞘肿胀；血沉不高。后来，RA 临床活动度评价标准经过了多次修订和演变，目前临床常用的活动度评价标准主要包含以下几类：28 个关节疾病活动度评分（disease activity score 28，DAS28），主要参数包括关节压痛数、关节肿胀数、视觉模拟评分及 C 反应蛋白（CRP），评分 ≤ 2.6 为达到临床缓解，评分介于 2.6—3.2 为低疾病活动度；简化疾病活动性指数（simplified disease activity index，SDAI），

参数包括关节压痛数、关节肿胀数、患者对疾病活动度的总体评估、医师对疾病活动度的总体评估及 CRP，评分 ≤ 11 为低疾病活动度；临床疾病活动指数（clinical disease activity index，CDAI），参数包括关节压痛数、关节肿胀数、患者对疾病活动度的总体评估、医师对疾病活动度的总体评估，≤ 10 分为低疾病活动度。除疾病活动度评估方法外，也可以将疾病改善度作为评估 RA 治疗反应的指标。1995 年 ACR 发布了首个 RA 的疾病改善度指标 ACR20，代表 RA 病情获得 20% 的改善。ACR20 的具体含义包括关节肿胀数改善达 20%，关节压痛数改善达 20%，以及下列 5 项中有至少 3 项改善达 20%：患者对病情活动的总体评价；医生对病情活动的总体评价；在 10 厘米比例尺上患者对疼痛程度的评估；健康评估问卷（如 HAQ 评分等）；急性时相反应物（如 CRP）。1998 年提出的 ACR50 和 ACR70，分别代表临床获得 50% 和 70% 的改善，后来又升级至 ACR90，代表疾病获得 90% 的改善。2005 年，欧洲抗风湿病联盟（EULAR）在疾病活动性评估方法（DAS）和 DAS28 的基础上推出了评估 RA 病情改善度的另一标准，包括无改善、中等度改善和较好改善 3 个方面的内容，其中若 DAS > 3.7 或 DAS28 > 5.1，疾病处于高度活动状态或治疗前后 DAS 或 DAS28 的改善幅度 ≤ 0.6 为无改善；$2.4 < DAS \leq 3.7$ 或 $3.2 < DAS28 \leq 5.1$，疾病处于中等活动状态或治疗前后 DAS 或 DAS28 的改善幅度 > 0.6 而 ≤ 1.2 为中等度改善；$DAS \leq 2.4$ 或 $DAS28 \leq 32$，患者处于低疾病活动度状态或 DAS 或 DAS28 的改善幅度 > 1.2 为较好改善。虽然不同的评估系统在疾病活动性评价方面具有很好的一致性，但仍有研究发现，在定义缓解的节点值方面，根据 DAS28 ≤ 2.6 的节点值定义的缓解标准相较于 SDAI、CDAI 等其他评估系统显得过于宽松，多数学者认为应该把缓解的定义规定得更严格些。因此，2010 年，ACR 联合 EULAR 重新定义了 RA 的临床缓解标准。该标准包括 Boolean 标准和基于 SDAI 的标准：Boolean 标准，即疼痛关节数、肿胀关节数、CRP（mg/L）、VAS 均小于 1；基于 SDAI 的缓解标准，即 SDAI ≤ 3.3，如果 SDAI ≤ 11，则为低疾病活动度。但是何种评价标准更适合用于 RA 达标治疗的评估并没有被明确提出，目前认为可以先以宽松标准完成达标，再以严格标准为目标。此外，有学者在 Boolean 标准基础上提出了更适合临床医生使用的临床深度缓解标准（clinical deep remission，CliDR），定义为无肿胀和压痛关节，且 CRP 和血沉（ESR）正常，相较于上述标准更为严格，且在临床实践中更为简单易行，但是目前尚未有大样本的多中心研究验证。

　　RA 病情处于活动期和缓解期的达标治疗目标、评估方法、时间等均有不同。对于活动期的达标治疗，临床研究已表明越早达到临床缓解或低疾病活动度的 RA 患者预后越好。目前强调，处于疾病活动期的 RA 患者应该努力在 6 个月内达到治疗目标，应每 1～3 个月随访 1 次，每次随访时医生应评价患者的疾病活动度，并据此适当调整治疗方案。可以利用一切先进的治疗方案，主张中西医结合的理念，制定个性化的治疗方案，尽快控制病情和炎症活动，达到临床缓解。缓解期的达标治疗则通过定期复查评估，在维持缓解的基础上优化治疗方案，辨证用药，配合慢作用药、生物制剂或靶向小分子制剂，减少药物不良反应，恢复关节功能，提高生活质量。

由此可见，达标治疗是提高临床疗效、降低关节致残率和延缓病情进展的重要环节。

参考文献

［1］中华医学会风湿病学分会 . 2018中国类风湿关节炎诊疗指南［J］.中华内科杂志，2018，57（4）：242−251.

［2］Smolen JS，Aletaha D，Bijlsma JW，et al.Treating rheumatoid arthritis to target: recommendations of an international task force［J］.Ann Rheum Dis，2010，69（4）：631−637.

［3］曾小峰，朱松林，谭爱春，等 . 我国类风湿关节炎疾病负担和生存质量研究的系统评价［J］.中国循证医学杂志，2013，13（3）：300−307.

［4］栗占国 .类风湿关节炎在我国的低认知度和高致残率不容忽视［J］.中华医学杂志，2009，89（27）：1873−1875.

［5］田新平，李梦涛，曾小峰 .我国类风湿关节炎诊治现状与挑战：来自中国类风湿关节炎2019年年度报告［J］.中华内科杂志，2021，60（7）：593−598.

［6］van Vollenhoven R. Treat-to-target in rheumatoid arthritis-are we there yet？［J］.Nat Rev Rheumatol，2019，15（3）：180−186.

［7］Smolen JS，Breedveld FC，Burmester GR，et al.Treating rheumatoid arthritis to target：2014 update of the recommendations of an international task force [J].Ann Rheum Dis, 2016, 75 (1): 3-15.

[8] Grigor C, Capell H, Stirling A, et al.Effect of a treatment strategy of tight control for rheumatoid arthritis (the TICORA study): a single-blind randomised controlled trial [J].Lancet, 2004, 364 (9430): 263-269.

[9] Xie W, Li J, Zhang X, et al.Trends in the activity of rheumatoid arthritis as the consequence of treat-to-target strategy: eight-year data from 2009 to 2016 [J].Clin Exp Rheumatol, 2018, 36 (5): 820-828.

[10] Stoffer MA, Schoels MM, Smolen JS, et al.Evidence for treating rheumatoid arthritis to target: results of a systematic literature search update [J].Ann Rheum Dis, 2016, 75 (1): 16-22.

[11] Ozen G, Pedro S, Holmqvist ME, et al.Risk of diabetes mellitus associated with disease-modifying antirheumatic drugs and statinsin rheumatoid arthritis [J].Ann Rheum Dis, 2017, 76 (5): 848-854.

[12] Scirè CA, Lunt M, Marshall T, et al. Early remission is associated with improved survival in patients with inflammatory poly arthritis: results from the Norfolk Arthritis Register [J].Ann Rheum Dis, 2014, 73 (9): 1677-1682.

[13] Burggraaf B, van Breukelen-van der Stoep DF, de Vries MA, et al.Effect of a treat-to-target intervention of cardiovascular

risk factors on subclinical and clinical atherosclerosis in rheumatoid arthritis: a randomised clinical trial [J].Ann Rheum Dis, 2019, 78 (3): 335-341.

[14] Archer BH.Gold salt therapy, minimal liver damage, and remission of rheumatoid arthritis [J].N Y State J Med, 1952, 52 (5): 601-603.

[15] Pinals RS, Masi AT, Larsen RA.Preliminary criteria for clinical remission in rheumatoid arthritis [J].Arthritis Rheum, 1981, 24 (10): 1308-1315.

[16] Felson DT, Anderson JJ, Boers M, et al.American College of Rheumatology. Preliminary definition of improvement in rheumatoid arthritis [J].Arthritis Rheum, 1995, 38 (6): 727-735.

[17] Felson DT, Anderson JJ, Lange ML, et al.Should improvement in rheumatoid arthritis clinical trials be defined as fifty pereent or seventy percent improvement in core set measures, rather than twenty percent? [J]. Arthritis Rheum, 1998, 41 (9): 1564-1570.

[18] Fransen J, van Riel PL.The Disease Activity Score and the EULAR response criteria [J]. Clin Exp Rheumatol, 2005, 23 (5 Suppl 39): S93-S99.

[19] Felson DT, Smolen JS, Wells G, et al.American College of Rheumatology/European League against Rheumatism provisional definition of remission in rheumatoid arthritis for

clinical trials［J］. Arthritis Rheum Dis，2011，63（3）：573-586.

［20］Wang GY，Zhang SL，Wang XR，et al.Remission of rheumatoid arthritis and potential determinants：a national multi-center cross-sectional survey［J］. Clin Rheumatol，2015，34（2）：221-230.

［21］Liu JJ，Li R，Gan YZ，et al.Clinical deep remission and related factors in a large cohort of patients with rheumatoid arthritis［J］. Chin Med J（Engl），2019，132（9）：1009-1014.

第二节　慢病管理的意义

类风湿关节炎的中医慢病管理（chronic disease management of Traditional Chinese Medicine）是基于中医药体系，患者、医生、护士和其他专业人员共同合作而形成的一种慢性疾病防治的模式和策略。通过中医药的干预，为类风湿关节炎患者提供全面、连续、主动的管理，以达到促进健康、延缓慢性病进程、减少并发症、降低致残率、延长寿命、提高生活质量、降低医药费用等目的。

一、类风湿关节炎慢病管理的目的

2012 年我国发布了第一个国家级慢性病综合防治规划《中国慢性病防治工作规划》。我国在慢性病的管理方面起步较晚，而由于专科医生的不足，我国风湿性疾病的慢病管理起步就更晚一些，这也导致了我国类风湿关节炎的达标率远落后于发达国家。根据2019年12月中国类风湿关节炎直报项目（CREDIT）中的数据，我国 RA 患者的达标率仅为28.65%，且近半数患者治疗1年后仍未达标，说明绝大多数临床医生和患者尚未形成 RA 达标治疗的理念共识，在临床实践中未贯彻达标治疗的原则。但根据来自 CREDIT 的数据，未达标的 RA 患者经过1年的严密监测与治疗方案的积极调整，达标率可以提高到67.07%。类风湿关节炎慢病管理的目的在于从"生物－心理－社会医学模式"出发，全方位、多角度地为类风湿关节炎患者提供健康服务，包括用药指导、功能锻炼及人文关怀，以提高达标率、降低致残率、降低费用。达到这个目的的核心是让类风湿关节炎患者学会自我管理。

　　为了让患者主动参与管理症状和维持治疗，医护人员应教给患者自我管理所需的疾病知识和技能，增强患者对类风湿关节炎的了解，从而成为"内行患者"——既能掌握类风湿关节炎的相关知识，又能更好地自己解决疾病给日常生活带来的不便及情绪问题，从而增强治疗疾病的信心。

二、类风湿关节炎符合进行慢病管理的特点

1. 类风湿关节炎的疾病特点

　　类风湿关节炎缠绵难愈，伴随终身，不规范治疗的患者3年致残率高达70%。

2. 类风湿关节炎的治疗目标

类风湿关节炎的治疗目标是达标治疗，以达到控制病情的效果，而不是完全治愈疾病。

3. 类风湿关节炎的诱发因素

类风湿关节炎的发生、反复与患者的不良生活习惯、情绪，以及环境等因素密切相关，达标治疗不仅依赖于药物治疗，还需要纠正不良生活习惯并调整自身情绪。

三、类风湿关节炎慢病管理目前尚未成熟的原因

国内不同地区之间类风湿关节炎的管理水平存在差异，大多数为门诊管理，部分使用 APP 进行管理，但多是"医生→患者"的单向管理模式，患者本人及家属极少主动参与。研究显示，采用患者参与的管理方式可显著推动类风湿关节炎管理的发展。通过实施创新性的多学科管理模式，同时发展专科护士，欧美国家的类风湿关节炎慢病管理水平得到了显著提高。我国需要建立多学科合作的类风湿关节炎管理模式，以提高达标率，改善患者结局。

归根结底，无论是医生、护士，还是患者，目前都有许多人并未真正了解类风湿关节炎的治疗及管理知识，因此有必要对全民普及类风湿关节炎疾病知识，尤其是加大对患者和基层医务人员的宣传力度，树立早诊早治、规范治疗的理念，达到控制病情、降低致残率和提高患者生活质量的治疗目标。

四、类风湿关节炎慢病管理的价值

1. 提高患者依从性，加强自我管理

患者一经诊断，有条件的情况下，在接受治疗的同时应启动慢病管理。也就是说，慢病管理应贯穿患者治疗的全过程。而早期诊断及早期治疗是改善类风湿关节炎患者预后的关键。早期类风湿关节炎的规范治疗，预示着未来 5 年患者将获得更好的临床和放射学结局。因此，通过慢病管理指导患者正确、规范地用药，对保证早期治疗效果起到至关重要的作用。

通过慢病管理，患者能够对疾病的发展、预后、结局和治疗有所了解，使得依从性提高，自我管理的意识和识别诱发疾病加重因素的能力增强，并能够主动接受慢病管理团队的健康咨询和指导。类风湿关节炎慢病管理的目标是提高患者的自我管理能力，通过健康宣教使患者了解并掌握自我管理所需的知识、技能，增强信心和沟通能力，从而帮助患者在有效支持下，尽可能靠自己解决疾病给日常生活带来的大部分躯体和情绪方面的问题。这强调了患者在管理疾病中的责任和潜能，还可以有效减少医疗费用。类风湿关节炎的自我管理能正确引导患者采取有利于健康的行为，配合药物治疗、进行规律的体力活动和康复锻炼、关注心理调适，以减轻疼痛、功能障碍和无助感，从而实现达标治疗，以延缓关节破坏，提高生活质量。

2. 优化医务人员的医疗策略

类风湿关节炎的管理应多学科合作，护士、风湿免疫专科医师、药师、康复科医师、精神科医师、心理咨询师及营养师

等共同参与管理。医务人员全程跟踪患者情况，及时调整用药方案，并据此优化医疗策略。类风湿关节炎病程长，影响患者的躯体功能、心理状态、社会参与程度等各个方面，因此多学科参与的类风湿关节炎慢病管理是最佳的医疗方案。

在类风湿关节炎早期，患者就可出现明显的关节肿痛症状，影响生活的各个方面。慢病管理的及时介入能帮助患者正确面对疾病，及早采取延缓病情的健康行为。例如，适当的体力活动和锻炼有助于提高肌力，维护关节功能，延缓病程进展。而在类风湿关节炎疾病进程的后期，慢病管理可以帮助患者更好地管理疾病，比如正确用药、监控用药不良反应、进行康复锻炼等，从而更快地实现达标治疗的目标。

3. 提供科研及教学资源

可通过定期汇总分析类风湿关节炎患者的信息登记档案，动态监测患者疾病信息。这不仅可以满足基层卫生服务机构连续性医疗服务的需要，还可以为各种不同类型的课题研究提供资料。

第二章

类风湿关节炎治疗指南及其
更新变化的解读

第一节　欧美指南的解读

一、美国风湿病学会类风湿关节炎治疗指南及其更新变化解读

为深入研究风湿性疾病，促进风湿病学专业的发展及风湿病临床诊治效果的提高，美国成立了美国风湿病学会，针对风湿免疫性疾病的诊断标准、治疗原则、管理用药等方面，定期推出相关指南、标准、建议等，以辅助临床诊治。近百年来，RA 的治疗已在一定范围内取得重大进展。

（一）2002 年美国风湿病学会类风湿关节炎治疗指南

1. 治疗目标

防止和控制关节破坏，阻止功能丧失，减轻疼痛。

2. 管理

治疗前，应仔细评估患者的初始情况，详细记录与疾病活动相关的症状、指标、关节功能及影像学显示的受累关节破坏情况等，以评估疾病的活动度。但应注意，在一些特殊情况下，

为充分反映疾病的活动度及关节破坏情况，需定期监测 ESR 和 CRP 水平，检查关节功能状态，并进行受累关节的影像学检查。

3. 非药物治疗

在此版指南中，RA 的治疗被分为药物治疗及非药物治疗两方面，二者对于 RA 患者来说同样重要。在非药物治疗方面，主要是对患者进行宣传教育，指导患者适度进行以不加重关节症状和疲劳为准则的活动；而对于疼痛难忍、关节活动范围受限及因关节结构破坏而致功能受限者，可行手术治疗。

4. 药物治疗

（1）非甾体类抗炎药（NSAIDs）

相比于传统的非类固醇类抗炎药，选择性环氧化酶 -2（COX-2）抑制剂可显著减少胃肠道的严重不良反应。本指南指出，应视症状加用抗血小板药物，以防血小板聚集形成血栓，引发心血管事件。一来根据现代药理学研究，抑制环氧化酶（COX）可以减少作为血栓素 A2（TXA2）生理拮抗剂的前列腺素的合成，而 TXA2 可诱发血小板的聚集及血栓形成，可能导致心肌梗死等疾病。二来相关研究表明，血小板还是炎症过程和免疫反应的重要参与者。RA 在其发展进程中容易衍生出大量的炎性细胞及以白细胞介素 1（IL-1）和肿瘤坏死因子 -α（TNF-α）为首的可诱发骨质破坏的细胞因子，血小板计数水平升高亦与此类细胞因子的激活密切相关，二者相互作用，最终可导致滑膜免疫反应和炎性破坏。因此，血小板计数是反映 RA 活动度的重要实验室指标，医生应视情况加用抗血小板药物以防诱发 RA 活动度升高及产生相关脏器危害。除此之外，针对使用 NSAIDs 有可能产生的消化道副作用，本指南指出可应用 H_2 受体拮抗剂进行预防性治疗，但并不作为常规推荐。需注意此类药并不适合单独用于 RA 治疗，因单纯的抗炎、止痛效果有限，不足以改变疾病的发展演变及关节破坏进程。

（2）缓解病情的抗风湿药（DMARDs）

缓解病情的抗风湿药（disease-modifying antirheumatic dugs，DMARDs）可有效改善病情、延缓骨关节破坏，适用于任何出现进行性关节疼痛、明显晨僵或疲劳、活动性滑膜炎、ESR 及 CRP 水平持续升高或影像学证实存在骨关节破坏的 RA 确诊患者。不论应用 NSAIDs 后疗效如何，均应在确诊 RA 后 3 个月内开始 DMARDs 治疗。

常用的 DMARDs 包括甲氨蝶呤（MTX）、羟氯喹（HCQ）、柳氮磺吡啶（SSZ）、来氟米特（LEF），以及 TNF-α 拮抗剂依那西普和英夫利昔单抗（此处仅提及生物制剂，并未更新相关使用建议或治疗指南）。本治疗指南尤其推荐 MTX+SSZ+HCQ 的三联方案。

（3）糖皮质激素

小剂量激素（口服 < 10mg/d，或等效剂量的其他药物）可延缓关节破坏，但需时刻注意其副作用。一般应在激素治疗初期给予钙（1500mg/d，含饮食和钙制剂）和维生素 D（400～800U/d）治疗，并应用以二磷酸盐制剂为首的抑制破骨细胞药预防骨丢失。相关研究表明，17β- 雌二醇可通过抑制软骨细胞增殖分化加强软骨细胞 RNA 及相关特异性产物表达、合成，甚至经传统核受体及膜介导通路等发挥减缓关节损害的

功用，故为了预防应用激素后出现骨质疏松、股骨头坏死等副作用，本指南推荐对于绝经后的妇女可同时给予雌激素替代治疗。

（二）2008年美国风湿病学会类风湿关节炎治疗指南

此前版本的指南均仅涉及使用非生物 DMARDs 治疗 RA 的建议，而在制定本指南前的十余年中，生物 DMARDs 发展迅猛，临床治疗应用率日渐增高，故 ACR 在 2008 年更新了关于对使用生物类 DMARDs 治疗 RA 的指南建议。

首先，2008 年版的指南中，ACR 将 RA 病程分为 3 期：< 6 个月（早期）、6～24 个月（中期）、> 24 个月（长期 – 慢性过程），根据不同的病程可选择不同的治疗方案。

1. 非生物 DMARDs

（1）单药治疗

对于既往从未接受过 DMARDs 治疗的患者，不论处于病程或疾病活动度的哪个阶段，初始均应采用甲氨蝶呤或来氟米特单药治疗。羟氯喹及米诺环素单药治疗适用于无预后不良特征、病情活动度低且病程短的患者（指南中建议应用羟氯喹者病程应 ≤ 24 个月）；柳氮磺吡啶的使用则需患者无任何预后不良特征，不论其病程及疾病活动度如何。

（2）二联用药

①甲氨蝶呤联合羟氯喹适用于病情呈中高活动度的患者。

②甲氨蝶呤联合来氟米特可用于中或长期病程（ > 16 个月）、病情高度活动的患者。

③甲氨蝶呤联合柳氮磺吡啶方案只要患者病情呈高活动度并存在预后不良因素即可用。

④羟氯喹联合柳氮磺吡啶方案仅适合处于疾病中期病程（6～24个月）、病情属高度活动，但无不良预后特征的患者。

（3）三联用药

三联用药适用于病情呈现中高活动度且有预后不良特征的所有患者，无论病程长短。

2. 生物DMARDs

（1）TNF-α拮抗剂

以下属早期的RA患者可应用TNF-α拮抗剂：从未接受过DMARDs治疗且病情处于高度活动状态者建议使用TNF-α拮抗剂（联合甲氨蝶呤或者甲氨蝶呤单药）；高疾病活动度情况在3个月以内、存在预后不良因素且经济允许者，推荐TNF-α拮抗剂与甲氨蝶呤的联合治疗。

以下属中长期病程的RA患者建议应用TNF-α拮抗剂：既往甲氨蝶呤单药治疗效果不显著，病情中度活动同时有预后不良特征或病情高度活动者；既往甲氨蝶呤联合或续以其他DMARDs治疗效果不显著且病情至少中度活动者。

（2）阿贝西普

阿贝西普适用于既往甲氨蝶呤联合或续以其他DMARDs效果不佳，且至少病情中度活动、存在预后不良特征者。

（3）利妥昔单抗

利妥昔单抗用于既往甲氨蝶呤与其他DMARDs联合治疗或甲氨蝶呤续以其他DMARDs治疗效果不佳，同时病情高度活动，并且有预后不良特征者。

3. 联系与不同

总的来说，本版指南的制定基于更多循证医学证据之上，其中各条建议均与临床观察研究密切相关，是以 2002 年版指南为基础框架，经过进一步细化而得到的科学化建议。其主要涵盖了 5 种最常用的非生物制剂 DMARDs——甲氨蝶呤、来氟米特、柳氮磺吡啶、羟氯喹和米诺环素，并对有关的联合治疗方案细则提出建议，阐明了开始或恢复使用非生物制剂、生物制剂 DMARDs 的适应证，并较上一版指南而言重点论述了生物制剂 DMARDs 的应用范围、禁忌证等。此外，因临床数据表明联合应用生物制剂虽能在一定程度上增加疗效，但同时也明显提高了不良事件发生率，故出于综合考虑，2008 年版指南提出不建议生物制剂的联合使用。当然，除上述内容外，本版指南还更新了有关生物或非生物制剂 DMARDs 治疗的安全性监测，以及预防性免疫接种、新添应用生物制剂 DMARDs 治疗前应进行结核筛查等使用注意事项，较以往指南内容更加全面、丰富，可供风湿病学临床医生辅助参考。

（三）2010年美国风湿病学会 / 欧洲抗风湿病联盟类风湿关节炎分类标准

1. 治疗原则

生物制剂的出现将 RA 的治疗又向前推进了一大步，因此有关 RA 的治疗原则、治疗目标也在相应地进行发展演变。制定 2010 年 RA 分类标准，主要是为了帮助临床医师更早辨别出有可能发展为持续性滑膜炎或骨侵蚀的早期患者，从而尽早采用药物治疗，避免骨质破坏的发生。

因此，2010 年版指南的治疗目标在 2002 年版指南中"防止和控制关节破坏，阻止功能丧失及减轻疼痛"的基础上，拓展为"降低患者疾病活动度，以助达到临床缓解"，诊断标准亦围绕滑膜炎、骨侵蚀作出调整。

2. 诊断标准

2010 年版标准以受累关节多寡作为主要指标，新增了抗瓜氨酸蛋白抗体（ACPA）检测，并重视其和类风湿因子（RF）在 RA 诊断中的作用，ACPA 是 RA 骨破坏的独立危险因素，包括抗环瓜氨酸肽（CCP）抗体、抗核周因子（APF）、抗角蛋白抗体（AKA）等在内，并以抗 CCP 抗体作为临床上最有价值的 RA 诊断标志物，相关证据表明联合检测 3 种 ACPA 的诊断价值并不优于单独检测抗 CCP 抗体，因此此处采用抗 CCP 抗体代替 ACPA 作为 RA 血清学评分指标；把急性时相反应物升高，即 CRP 和 ESR 升高及炎症持续 6 周作为参考条件之一；废除了 1987 年版标准中的晨僵、皮下结节、对称性关节炎和双手 X 线平片改变 4 项，因其在 RA 的鉴别诊断方面并非有明显意义的区分性（见表 2-1）。另一方面，以往标准对于 RA 及骨髓病变等的诊断存在一定的缺陷，且过于强调骨侵蚀、骨破坏等观察性指标（如受累关节数多寡、X 线情况等）对于病情诊断的重要性，这可能导致一些处于潜伏阶段或缓解期的患者因骨质损害指标不高而被漏诊、误诊或未正确评判患者病情轻重，不利于及时、有效、准确地诊断疾病结果；而新颁布的标准引入了较完善的评分机制，突出强调免疫学及炎症方面病变的异常，大大提高了疾病诊断的效率及准确度。

表2-1　2010年 ACR／EULAR RA 标准和评分系统

关节受累情况		得分（0~5分）
受累关节情况	受累关节数（个）	
中大关节	1	0
	2~10	1
小关节	1~3	2
	4~10	3
至少1个为小关节	＞10	5
血清学		得分（0~3分）
RF 或抗 CCP 抗体均阴性		0
RF 或抗 CCP 抗体至少1项低滴度阳性		2
RF 或抗 CCP 抗体至少1项高滴度（＞正常上限3倍）阳性		3
滑膜炎持续时间		得分（0~1分）
＜6周		0
≥6周		1
急性时相反应物		得分（0~1分）
CRP 或 ESR 均正常		0
CRP 或 ESR 增高		1

注：以上4项累计最高评分≥6分则可肯定 RA 诊断。

（四）2012年美国风湿病学会类风湿关节炎治疗推荐意见更新点

1.治疗

不同于以往，2012 年 ACR 提出类风湿关节炎用药方案的确定主要根据病程、预后不良因素及病情活动三者来综合判定。

病程方面，可简单分为早期 RA（病程＜6个月）和已确诊 RA（病程＞6个月）。

预后不良因素主要包括功能受限、关节外表现（如类风湿结节、血管炎等）、RF 阳性和（或）抗 CCP 抗体阳性，以及影像学检查确定的骨侵蚀。

除此之外，2012年 ACR 还提出了有关 RA 病情活动度的评估方法，包括 DAS28、SDA、CDAI、类风湿关节炎疾病活动度指数（RADAI）及常规患者评估指标数据（RAPID）（见表2-2）。

表2-2　RA 疾病活动度评估指标

项目	评分范围	疾病活动度阈值		
		低	中	高
DAS28	0~9.4	≤3.2	>3.2~≤5.1	>5.1
SDAI	0.1~86	≤11	>11~≤26	>26
CDAI	0~76	≤10	>10~≤22	>22
RADAI	0~10	<2.2	≥2.2~≤4.9	>4.9
RAPID	0~30	<6	≥6~≤12	>12

（1）早期 RA 的治疗

①低度活动的 RA、无预后不良因素的中度活动 RA 推荐 DMARDs 单药治疗。

②中度活动伴预后不良因素者，推荐 DMARDs 双药或三药联合治疗。

③单纯高度活动 RA 推荐 DMARDs 单药或羟氯喹联合甲氨蝶呤；若伴预后不良因素则推荐 TNF-α 拮抗剂联合甲氨蝶

吟或再联合其他 DMARDs 进行双药或三药联合治疗。

（2）已经确诊的 RA 的治疗

低度活动且无预后不良因素者推荐按早期 RA 方案治疗，除此之外其他所有情况均推荐甲氨蝶呤单药或视病情联合其他 DMARDs 治疗。

（3）生物制剂的使用

生物制剂的出现虽然是 RA 治疗史上一个巨大的进步，但应用生物制剂治疗也存在发生感染、充血性心力衰竭、系统性红斑狼疮样综合征等局部或全身性严重不良反应的风险，因此 ACR 针对高危人群提出了关于生物制剂应用的推荐意见。

①合并恶性肿瘤者：对于 5 年前经治的实体肿瘤或非黑色素瘤皮肤癌患者，推荐使用任何生物制剂；5 年内经治的实体肿瘤或非黑色素瘤皮肤癌患者、5 年前经治的黑色素瘤及恶性淋巴增生疾病患者，均推荐使用利妥昔单抗。

②合并肝炎者：患有急性乙型肝炎且伴核心抗体阳性者建议使用阿巴西普；丙肝患者均推荐使用依那西普，不论其是否接受了治疗；对未治疗，或虽经治疗但肝功能仍为 Child-B 级以上的患有慢性乙型肝炎者，不推荐使用任何生物制剂。

③合并充血性心力衰竭者：纽约心脏病学会（NYHA）分级属Ⅲ级或Ⅳ级，同时射血分数 ≤ 50% 的 RA 患者建议不使用抗 TNF 生物制剂。

此外，对于 TNF 抑制剂治疗失败后疾病仍处于中度或以上活动状态的患者，若可排除严重不良事件导致的可能性，则建议换用另一种 TNF 抑制剂或非 TNF 抑制剂。

2. 联系与不同

同 2008 年版指南相比，首先 2012 年版指南不再以早、中、长期划分病程，而是根据病程是否超过 6 个月分为早期 RA 及已确诊 RA，其次强调了 RA 疾病活动度的评估方法，用更科学的手段和方法评估 RA 患者的病情。药物治疗方面，2012 年 ACR 更加注重药物之间的选择和转换，并且进一步关注了生物制剂的使用，主要涉及临床适应证、结核病筛查、副反应监测、临床疗效评价、生物制剂的治疗费用、患者优先选择等方面。患者随访及管理方面，2012 年 ACR 提出在开始或改变治疗方案后，应每隔 3 个月（应用非 TNF 生物制剂者为 6 个月）对患者疾病活动度及预后情况进行重新评估并监测安全性指标，此措施既便于医生根据疗效及药物不良反应及时调整方案、规避副作用，又能给患者提供治疗相关问题的预防性指导，提高其服药的依从性和耐受性。

（五）2015 年美国风湿病学会类风湿关节炎治疗指南

1. 治疗

本版指南以疾病活动度为治疗的主要考虑因素，并将治疗费用情况纳入用药标准，不再单独考虑预后不良等影响因素。

（1）DMARDs 单药

甲氨蝶呤可有效延缓病程进展、改善病情，与生物制剂相比价格低廉、不良反应较少，每与其他 DMARDs 联合应用多可取得显著的疗效，因此对于早期及长病程 RA 患者，若既往未曾用 DMARDs，不论疾病活动度高低，均明确推荐首选

DMARDs（甲氨蝶呤）单药，这也是其第一次在 ACR 指南中被明确推荐为首选使用。

（2）非 DMARDs 单药

若采用单药治疗后仍处于中高疾病活动度，则早期患者推荐予以 DMARDs 联合 TNF 抑制剂或非 TNF 抑制剂（联合或不联合甲氨蝶呤）治疗，而长病程 RA 在此基础上还有联合传统 DMARD 或托法替尼的选择，并强调联合治疗的推荐顺序不分先后。

此外，针对症状性早期 RA 患者，DMARDs 治疗后仍中高度活动者，考虑 TNF 抑制剂单药或联合甲氨蝶呤，或参考生物制剂效果不佳时视情况加用小剂量激素。至于病情复发者，有极低度证据水平推荐加用最短疗程和最小剂量激素。

除上述推荐意见外，相较于早期患者，长病程 RA 患者的情况就显得复杂得多：

①经 TNF 抑制剂治疗后仍处于中高活动度，且未同时服用 DMARDs 者，推荐联合 1 或 2 种 DMARDs。

②应用单一 TNF 抑制剂或非 TNF 抑制剂后仍处于疾病中高活动度的患者，有低、极低度证据水平建议优先使用非 TNF 抑制剂。

③先后采用 2 种或 2 种以上 TNF 抑制剂，但仍为中高度疾病活动度者，建议首选非 TNF 抑制剂治疗。

④某些患者使用多种 TNF 抑制剂后疾病活动度仍属中高度，若不选择非 TNF 抑制剂，则托法替尼会是优选。

⑤若至少曾用 1 种 TNF 抑制剂及 1 种非 TNF 抑制剂后仍

属中高活动度，应首选另一种非 TNF 抑制剂（优于托法替尼），托法替尼又更优于另一种 TNF 抑制剂。

而激素仅适用于应用 DMARDs、TNF 抑制剂、非 TNF 抑制剂后仍处于中高活动度或用此三者治疗时病情复发的患者，并谨记小剂量（病情复发者为最小剂量）、短疗程（病情复发者为最短疗程）的使用原则。

（3）关于药物的减停

需注意，若患者在按方案治疗后病情缓解，其使用的 DMARDs、TNF 抑制剂、非 TNF 抑制剂、托法替尼应逐渐减量，并切记 RA 的治疗绝不能因缓解或疾病活动度降低而停止，因为绝大部分 RA 患者的病情呈进展性，病势或急或缓，若贸然停用全部药物，则原来已达到疾病缓解的患者大概率会在 6 个月内复发，尤其是那些病情状似好转，但 RF 或抗 CCP 抗体滴度仍居高不下的患者，更不建议停药。所以，我们不应一味执着于减药和停药，应知控制病情才是问题的关键，盲目减药或停药也是临床上许多患者病情反复甚至加重的主要原因之一。

2. 联系与不同

总结而言，2015 年版指南引入了受国际认可的方法——推荐水平分级、制定与评估系统，并遵循 PICO 原则采集大量循证医学证据，其在传统使用 DMARDs 和生物制剂的基础上，对所涉及的药物减量等问题进行了讨论，并新增了托法替尼和糖皮质激素的指导意见，同时提出对于接受生物制剂或托法替尼治疗的患者应进行结核病筛查，这也是首次出现托法替尼使用推荐的治疗指南。另外，本版指南在 2012 年版的基础上进一步完善了对于伴不同危险因素 RA 患者的推荐意见，规范了早期 RA、已确诊 RA、缓解期 RA 等名词的定义。但应注意有关危险因素的推荐意见大多基于医生的临床经验及专家观点，其证据水平并不高。

总结此版推荐指南可以看出，无论是早期 RA 还是长病程 RA，甲氨蝶呤仍为多数 RA 患者的起始用药首选；而对于DMARDs 疗效不佳者，生物制剂联合甲氨蝶呤仍是重要的治疗选择。

（六）2021 年美国风湿病学会类风湿关节炎治疗指南

2021 年版指南更新了指导原则及关于 RA 治疗未达标时的用药调整、达标后药物的减停和特殊人群的治疗原则等问题的相关建议，并明确区分了"强烈建议"和"有条件建议"，前者指专家组对此条建议能"在临床实践中给多数患者带来大于风险的预期效益"非常有信心，后者相对而言信心不那么充分，这样有助于医生判断并把握对指南中总结的 44 条建议的临床应用。此外，最新指导原则中继续强调了通过共同决策对患者进行个体化治疗的重要性，推荐在治疗决策中应用"共享决策"方式，以患者为先，有利于提高治疗依从性。

1. 管理

最新指南仍贯彻以控制疾病活动度（即达标治疗）为主要治疗目的的治疗原则。用药方面，对于中高疾病活动度患者，推荐甲氨蝶呤作为首选 DMARDs；活动度相对较低者，指南更倾向于应用羟氯喹而不是其他传统合成 DMARDs （conventional synthetic DMARDs，csDMARDs）。部分仅以甲氨蝶呤治疗，但仍未达到原预期治疗目标者，建议添加生物DMARDs（biologic DMARDs，bDMARDs）或靶向合成DMARDs（targeted synthetic DMARDs，tsDMARDs），并有条件地建议采用糖皮质激素治疗。需要注意的是，考虑到糖皮质激素治疗的潜在副作用及不良反应，此处的"有条件地"指不使用激素优于短期（＜3个月）使用，而短期使用优于长期（≥3个月）使用，延续了激素"小剂量、短疗程"的使用原则。而甲氨蝶呤作为抗风湿一线用药，在初始治疗时，指南推荐其使用优先顺序为口服＞皮下注射，起始/滴定剂量≥15mg/w。若口服不耐受，可调整为分多次给药或皮下注射等方式。至于经DMARDs治疗后仍未达标者，指南依然推荐使用达标治疗策略，并建议将低疾病活动度作为最低治疗目标。在涉及DMARDs的用药减停方面，推荐程度为：继续使用当前剂量＞减量＞逐渐停药＞突然停药。当然，本版指南也提及关于特殊患者群体的相关建议，但因证据水平很低，仍存在许多讨论与改进的空间，随着未来更多研究数据的发布及研究技术的提高，可能还会进行相关调整。

2. 联系与不同

本版指南延续了2015年版中对平衡疗效与经济成本之间关系的考虑，对csDMARDs的选择，尤其是甲氨蝶呤的用法，有了更具体的描述，其中特别说明了甲氨蝶呤不耐受或不应答情况下的调整方案，以及未达标患者甲氨蝶呤达到最大耐受剂量时的调整策略。本版指南进一步明确了药物减量的时机和方法，并新增了关于患者要求减停用药的建议。例如，2015 年版指南仅在一众靶向合成 DMARDs 中提及托法替尼，且提出病情缓解时 TNF 抑制剂、非 TNF 抑制剂、托法替尼应当逐渐减量，而 2021 年版中还明确了对于甲氨蝶呤联合 bDMARDs 或 tsDMARDs 治疗者可优先减停甲氨蝶呤。此外，对 csDMARDs 单药治疗反应性较低的患者，本版指南倾向于以 bDMARDs 或 tsDMARDs 作为二线治疗代替传统药物三联疗法（甲氨蝶呤 / 来氟米特 + 羟氯喹 + 柳氮磺吡啶）。尤其是 tsDMARDs 在本指南中的治疗地位得到了显著的提升，这既反映了其疗效和安全性已受到一定程度的临床认可，也体现了患者对口服药物的偏好。总体上，该指南较上一版指南更贴近临床实践需求，在药物的选择和调整方面也增添了更多的循证证据。

（七）总结

诊断标准方面，现在临床上多采用 2010 年版分类标准，既弱化了骨侵蚀的必要性以助早诊早治 RA，又纳入了 ACPA、RF 及炎症指标等以完善诊断体系，且针对伴不同危险因素的 RA 患者等群体提出相应的推荐意见，将患者的经济水平纳入确定治疗方案的重要考虑因素。当然，目前关于 RA 的诊治体系仍存在许多讨论与改进的空间，未来随着更多研究数据、循证证据的发布，现有建议的证据水平和推荐程度可能还会有所调整，以期更接近临床实践的实际需求。

从治疗角度而言，不论哪版指南，均始终贯彻"降低患者疾病活动度，以助达到临床缓解"的治疗原则。ACR 首先在 2002 年版指南中将 RA 的治疗分为药物治疗及非药物治疗两大部分，细分介绍了 NSAIDs、DMARDs 及糖皮质激素。基于 NSAIDs 抗炎、止痛的效果有限，不足以改变病情演变进程，以及激素存在较大副作用等影响，此后版本均推荐尽早采用 DMARDs 药物治疗以避免骨质破坏的发生，其中最常用的甲氨蝶呤因免疫抑制及抗炎作用显著、价格低廉、不良反应较少等特点，在 2015 年版 ACR 指南中被首次明确指定为抗风湿药的首选，现已成为临床医生治疗 RA 的首选一线用药，在随后的指南建议中也更新了其给药优先推荐方式、DMARDs 减停用药原则等相关内容。此外，因近年来生物制剂 DMARDs 发展迅猛，应用愈加广泛，2008 年版 ACR 指南专门将 DMARDs 按是否属于生物制剂分别进行了治疗规范与应用建议，从适应证、禁忌证、安全性监测及预防性免疫接种、对使用生物制剂 DMARDs 患者进行结核筛查等方面入手，以期规范生物制剂的使用。

通过纵向比较 ACR 各版指南、推荐意见、诊断标准的变化趋势，不难发现随着证据水平的推进及研究手段的更新，类风湿关节炎已经形成了一个以"降低患者疾病活动度，以助达到临床缓解"为治疗原则、以"早诊早治"理念贯穿 RA 管理始终、以达标治疗（使疾病活动度降低或缓解）为预定目标的较为系统、完善的临床诊疗体系。但随着未来更多试验数据、循证依据的推行发布，现有建议的证据水平和推荐程度也可能会为了更接近临床实践的实际需求而作出相应调整。此外，除了重视临床疗效，近年来 ACR 还将目光逐渐由"病"转移到

"人"，为了最大程度调动患者对 RA 管理的重视及参与度，以及考虑到患者的诊治依从性，ACR 建议医生应结合患者的价值观、治疗目标、倾向和其他基础疾病等信息，以"共同决策"的方式来开展个体化治疗，强调了共同决策对诊疗方案确定的重要性。同时，ACR 在关注药物疗效对疾病，尤其是关节活动度的影响之余，还考虑了经济费用、诊疗成本等因素，将治疗费用纳入用药标准，凸显了"以患者为主体"的治疗模式。当然，在临床运用中，还需要广大医生结合实际情况，在全面、综合考虑相关影响因素的情况下合理应用各种指南。对各指南中存疑或不一致的部分，仍需更多符合区域实际情况的研究提供相关循证医学证据。

二、欧洲抗风湿病联盟类风湿关节炎治疗指南及其更新变化解读

（一）2010 年欧洲抗风湿病联盟类风湿关节炎治疗指南

1. 诊断标准

既往临床采用 1987 年 ARA 的诊断标准，这对于具有多关节肿痛及双手畸形等典型表现的 RA 患者的诊断来说并不难。但是，随着基础和临床研究的进展，人们发现，尽早使 RA 患者得到有效的治疗，可以在很大程度上改善患者的预后。得益于辅助检查技术手段的革新，在 RA 患者临床前阶段、未分化关节炎阶段，已经能检测出 ACPA 或者其他炎性细胞因子的表达增加。此外，MRI 和关节超声的应用不仅可以早期观察到

RA 患者关节滑膜的增厚，还能捕捉到骨水肿、软骨破坏等变化，比关节 X 线检查结果更有诊断意义。在这个背景下，1987 年 ARA 标准显然不能满足对 RA 诊断的需求，2010 年 ACR / EULAR 类风湿关节炎诊断标准应运而生（诊断标准详见 ACR 部分）。但是，如果 RF 和抗 CCP 抗体均为阴性，2010 年版诊断标准的敏感性显著降低，临床应用时应该注意这一点。

2. 治疗目标

本版指南提出，RA 治疗的主要目标是控制症状、预防骨破坏进展，尽可能提高患者远期生活质量，尽早达到疾病缓解或低疾病活动度（即达标治疗）的状态。

3. 疾病管理

2010 年 EULAR 更新了关于 RA 的治疗建议，文中首先提出在 RA 治疗时需明确三个原则：

①对于疑似 RA 的患者，应尽早转诊给风湿免疫科医生，因 RA 的延误诊治是其治疗上最严重的问题之一，而对于确诊的 RA 患者，治疗方案的主要决策者应为风湿免疫专科医生。

②强调最佳的治疗方案应由医患双方共同讨论决定。

③ RA 有着昂贵的治疗成本，特别是生物制剂的使用，因此在决定治疗方案时，需要关注 RA 治疗的经济负担问题。

本版指南提出了影响 RA 患者预后的几个不良因素，其中包括：高滴度的类风湿自身抗体存在；通过 DAS28、SDAI 和 CDAI 指数、肿胀关节数、炎症指标（CRP、ESR）计算的高疾病活动度；早期骨破坏的发生。这提示我们在疾病管理方面，应注意识别预后不良的 RA 患者，并进行更加密切的随访、监测，以便及时调整治疗方案，延缓骨破坏的进展。

4. 药物治疗

EULAR 将生物制剂归属于 DMARDs，并将 DMARDs 分为非生物制剂 DMARDs 和生物制剂 DMARDs，并提出关于 RA 治疗的建议。

前文提到，可以根据一定的特征筛选预后不良的 RA 患者，那么对于没有上述不良预后标志物的合成 DMARDs（synthetic DMARDs，sDMARDs）初始策略未能达到治疗目标的患者，可以改用另一种 sDMARDs 进行治疗，但对于服用甲氨蝶呤或其他 sDMARDs 的患者中疗效欠佳且存在预后不良因素的患者，应考虑使用生物性 DMARDs。当预后不良因素去除后，可再调整为传统 DMARDs 药物。

（1）合成 DMARDs 药物治疗

2010 年 EULAR 指南工作组提出，RA 患者一经确诊，就应使用 sDMARDs 治疗，这是因为很大比例的 RA 患者在使用 DMARDs 药物后可以达到低疾病活动度或缓解状态。如果患者未曾接受过 DMARDs 治疗，可以使用传统的 DMARDs 药物单药治疗。而甲氨蝶呤作为 RA 的锚定药物，其单一疗法的有效性受到广泛认可，在初始治疗方案中，甲氨蝶呤应作为首选药物之一。指南中提到每周使用更高剂量的甲氨蝶呤（20～30mg）比使用低剂量（7.5～15mg）更有效。由于甲氨蝶呤具有消化道反应、骨髓抑制等不良反应，目前我国临床应用中更多地选择低剂量甲氨蝶呤的治疗方案。除此之外，患者如果存在甲氨蝶呤不耐受或使用禁忌，可以考虑选择来氟米特、柳氮磺吡啶、羟氯喹、金制剂。但是，羟氯喹是否在联合疗法中具有额外的有效性尚不明确，且研究表明羟氯喹与其他药物相比，不足以明确地抑制患者功能结构的损伤。临床医生在使用 DMARDs 药物时一定要注意药物的起效时间，许多药物需要 1~3 个月才起效。

（2）糖皮质激素

指南中提出糖皮质激素的应用关键在于短期、低剂量（< 10mg）、在初始治疗阶段使用，这是在充分权衡应用糖皮质激素的利弊后作出的指导建议。糖皮质激素具有强大的抗炎作用，故在早期联合使用时可以有效改善患者症状。但中长期使用糖皮质激素会带来较多副作用，故应根据临床病情改善情况争取尽快减停激素。

（3）生物制剂

如果最初使用 sDMARDs 方案治疗失败且患者存在预后不良因素，那么除了 sDMARDs 外，还应考虑加用生物制剂治疗。有研究显示，使用甲氨蝶呤 3 个月后未能达到低疾病活动度状态的早期 RA 患者，使用 TNF-α 抑制剂后，能产生比合用柳氮磺吡啶 + 羟氯喹更好的临床疗效。对于使用甲氨蝶呤和（或）其他传统 DMARDs 疗效不佳的患者，应加用生物制剂，经验性地可首先应用 TNF-α 抑制剂，并且需要与甲氨蝶呤联用。大量研究证实，生物制剂与甲氨蝶呤联合使用可以发挥协同作用，减少生物制剂中和抗体的产生，明显延缓影像学进展，其疗效也优于二者单药治疗。

当使用一种 TNF-α 抑制剂治疗无效时，可选用另一种 TNF-α 抑制剂或者其他类型的生物制剂，如阿巴西普（Abatacept）、利妥昔单抗（Rituximab）、托珠单抗（Tocilizumab）中的一种。研究表明，从一种 TNF 抑制剂转向另一种 TNF 抑制剂，以及从 TNF 抑制剂转向利妥昔单抗，对于患者都是有益的。指南不推荐联用两种以上的生物制剂，且对每一种生物制剂都应注意其药物副作用，特别是感染的风险，应用前需评估相关情况，应用过程中也应注意监测。

5. 减药策略

在减药策略方面，指南提出如果治疗后患者病情持续缓解，可考虑逐渐减药，首先减量使用或停用糖皮质激素，其次减停生物制剂，特别是在生物制剂与其他传统 DMARDs 联合使用时。生物制剂的减停可以通过减少剂量或者降低应用频率实现，在减停生物制剂的同时，应继续使用合成 DMARDs。指南发布时尚没有证据表明需要达到多长时间的缓解才可以逐渐减药，基于专家意见，可以考虑至少达到 12 个月的缓解后再调整药物治疗方案。如果患者病情长期保持缓解，医生可与患者共同商量决定谨慎递减 DMARDs 药物。调整方案时，除疾病的活动情况外，还应考虑有无进行性骨侵蚀、药物费用、并发症情况及药物安全性等因素。

（二）2013 年欧洲抗风湿病联盟类风湿关节炎治疗建议更新

在 2013 年版更新的建议中，EULAR 综合了最新的文献结果，并澄清了对上一版本治疗建议的常见误读。与 2010 年版的推荐建议相比，更新后的建议其循证医学证据等级显著提高。2010 年版的推荐建议的证据等级达到 1 或 2 的只有两条（2014

年国际工作小组在 2010 年版基础上修改后为七条），而 2013 年版中则有七条推荐建议的证据等级达到 1 或 2（2014 年是对 2010 年版建议中治疗目标与策略的修订，而 2013 年版主要侧重于疾病治疗方案及药物选择，二者内容并不等同）。

1. 治疗目标

自 2010 年提出"达标治疗"的要求后，2013 年版指南中再次细化了疾病治疗目标的要求。首先，指南提出 RA 治疗的主要目标应该是达到临床缓解。根据 DAS28 < 2.6 确定的疾病活动评分所定义的缓解，不被认为是足够严格的缓解定义，因此临床缓解被定义为炎性疾病活动的主要症状和体征消失。大量临床数据证实了严格缓解的价值，不仅体现在 RA 的体征和症状改善方面，更体现在实现最大化的功能改善和阻止结构的损伤进展方面。对于那些长病程患者，实现临床缓解并不容易，这个时候治疗目标可以选择为达到低疾病活动度。与中度或高度疾病活动相比，低度疾病活动能带来更好的功能和结构结果。

2. 疾病管理

不同于 2010 年版的指南，2013 版更着重强调风湿病专家应在疾病管理上做到与患者共同决策，这并不意味着降低风湿免疫学家在 RA 患者治疗、护理中的地位，而是强调 RA 治疗有可能需要多学科处理，特别是在处理心血管疾病等同时患有的疾病或并发症（如严重感染）时。

在疾病活动时，监测可以更为频繁，如每 1～3 个月一次；而在治疗效果稳定后，监测可以放缓，如每 6～12 个月一次。如果治疗开始后 3 个月内病情没有改善，或者 6 个月内没有达到目标，则应调整治疗方案。

3. 药物治疗

EULAR 提出了新的 DMARDs 命名分类方法，将其分为合成 DMARDs（sDMARDs）和生物 DMARDs（bDMARDs）两大类，其中 sDMARDs 除了包括传统合成 DMARDs（csDMARD），还包括了靶向合成 DMARDs（tsDMARDs）。而 bDMARDs 又可分为生物原研 DMARDs（biological originator DMARDs，boDMARDs）和生物类似物 DMARDs（biosimilar DMARDs，bsDMARDs）。

2013 年版指南提出，患者一旦确诊 RA，应立即开始使用 DMARDs 进行治疗。较 2010 年版的指南来看，本次更新将 DMARDs 之前的"合成"一词省略，以强调本建议的一般性质。

（1）传统合成 DMARDs（csDMARD）

甲氨蝶呤应是活动性 RA 患者的初始治疗策略的一部分，这表示作为锚定药的甲氨蝶呤的地位不容动摇，即使针对活动期患者，甲氨蝶呤一样可以使病情得到改善。但是不同于以往，这里的"一部分"意味着甲氨蝶呤不仅作为单一疗法有效，同时也可以与其他药物（如糖皮质激素或其他 csDMARDs）联合使用。如果患者存在甲氨蝶呤禁忌证或者不耐受现象，初始治疗方案应考虑选用柳氮磺吡啶或来氟米特。柳氮磺吡啶的最佳治疗剂量为肠溶片 3～4g/d，来氟米特的一般剂量为 20mg/d。与提及的所有其他药物一样，应考虑安全风险和禁忌证。

（2）糖皮质激素

低剂量糖皮质激素可以作为初始治疗的一部分，与 1 种或多种 csDMARDs 联用。本次更新提出，糖皮质激素的最长应用时间不超过 6 个月，应尽早减少剂量。

（3）生物类 DMARDs（bDMARDs）

风险分层是选择 RA 治疗方案时的一个重要考虑因素。与 2010 年的建议相比，2013 年指南工作组认为对于风险较高的患者，应首选加用 bDMARDs，如 TNF-α 抑制剂、阿巴西普或托珠单抗，某些特定情况下可使用利妥昔单抗。

（4）靶向合成 DMARDs（tsDMARDs）

2013 年 EULAR 工作组提出，生物制剂治疗失败后可考虑使用托法替布（Tofacitinib）。托法替布是一种 JAK 抑制剂，通过阻断 JAK/STAT 通路而发挥治疗疾病的作用。但是，截至 2013 年 EULAR 更新治疗建议时，JAK 抑制剂的临床研究还未全部完成，且通过已公布的数据来看，接受 JAK 抑制剂治疗的 RA 患者的严重感染率有所上升，特别是带状疱疹的发生似乎比使用 TNF-α 抑制剂时更常见，故本次只是建议在生物制剂治疗失败后可谨慎使用托法替布治疗。

（三）2016 年欧洲抗风湿病联盟类风湿关节炎治疗指南更新

随着对 RA 认识的不断加深，更新 EULAR 的 RA 治疗指南成为必要。与 2013 年版 3 项总体原则和 14 条建议不同，2016 年工作组制定了 4 项总体原则和 12 条建议。

1. 治疗原则

2016 年版较此前指南相同的是将缓解或低疾病活动度当作唯一的治疗目标，任何疾病活动度较高的状态都必须被视为疾病控制不充分。但 2016 年工作组特别提到应该迅速实现治疗目标，而不是在更久以后实现。有足够的证据表明，大多数症状在 3 个月内没有达到显著改善，或在 6 个月后没有达到治疗目标的患者，不会在随后达到期望的状态。

与之前不同的是，2016 年版指南在治疗目标中提到了"持续"一词，但该词并没有准确的定义。工作组的一些声音建议至少以达标维持 6 个月作为最低时限。

2. 疾病管理

2016 年版指南提出了一项新的总体原则——治疗决策基于疾病活动和其他患者因素，如结构损伤的进展、共病和安全问题。这一原则来源于 2013 年版指南的建议 14，2016 年工作组认为该建议代表了任何治疗方法的一个不言而喻的核心，应构成一项总体原则，可以在 RA 治疗中更为突出患者的主体地位。

3. 药物治疗

2016 年版指南提出，RA 患者一经诊断，应立即开始使用 DMARDs 治疗。该建议与 2013 年版相比，保持不变。

（1）csDMARD

甲氨蝶呤应是初始治疗的一部分，与 2013 年版指南相比，该建议略有缩短。工作组认为没有必要指出活动性疾病，因为 EULAR 的建议主要针对活动性疾病患者。根据 2016 年版指南，在我国甲氨蝶呤的使用剂量不建议超过 20mg/w。

2016 年 EULAR 工作组删除了 2013 年版的建议 6，csDMARD 联合治疗不再特别作为建议明确提出。这一做法是由医生和患者根据讨论过的所有利弊来共同决定的，并不意味着排除使用 csDMARD 联合治疗。

（2）糖皮质激素

2016 年版建议中对于糖皮质激素的使用取消了"低剂量"一词，取而代之的是"短期"，并将关于"剂量方案和给药途径"的选择留给风湿病专科医生和患者。工作组强调，糖皮质激素用量应逐渐减少，最终停止使用，通常在治疗开始后的 3 个月内停用，仅在例外情况下在 6 个月内停用。另外，工作组提出在开始使用所有 csDMARD 时都应考虑加用糖皮质激素，或将其作为首次诊断时 csDMARD 治疗的一部分，或者在初始治疗失败后随之进行糖皮质激素治疗。但当使用 bDMARDs 或 tsDMARDs 时，糖皮质激素通常不作为桥接疗法。

（3）tsDMARDs

2016 年版建议中提出，如果使用一种 csDMARD 策略不能达到治疗目标，当患者存在预后不良因素时，应考虑增加 bDMARDs 或 tsDMARDs，当前的做法是开始 bDMARDs 治疗。与 2013 年版建议相比，该建议扩大到 tsDMARDs。有数据表明，巴瑞替尼可能比 TNF 抑制剂更有效。

（四）2019 年欧洲抗风湿病联盟类风湿关节炎治疗建议更新

药物治疗方面，在 2019 年更新的建议中，随着可用于治疗 RA 的药物越来越多，工作组提出了一条新的总体原则——鉴于 RA 的异质性，患者在其慢性病程中可能需要接受多种不同作用机制药物的序贯治疗。

2019 年工作组提出，如果第一次 csDMARDs 治疗未能达标，且存在预后不良因素时，应加用一种 bDMARDs 或 tsDMARDs 治疗。与 2016 年版不同的是，首先该建议修改了 bDMARDs 对 tsDMARDs 的偏好，有新的证据表明，JAK 抑制剂具有肯定的长期疗效和安全性。工作组还一致认为，bDMARDs 和 tsDMARDs 的平均疗效相似，但在巴瑞替尼（每天 4mg）和托法替尼（每天 2 次，每次 5～10mg，尤其是在有血栓栓塞事件风险和较高年龄的患者中）的使用过程中，出现了包括肺栓塞在内的静脉血栓栓塞情况，因此在血栓栓塞高风险患者中，应谨慎使用 JAK 抑制剂。其次，该建议修改"考虑"为"增加"，这与以前相比更支持联合治疗。

（五）总结

通过梳理 EULAR 各版指南、推荐意见等可以发现，随着证据水平的提高和研究手段的更新，已经形成了一个以"低疾病活动度或临床缓解"为治疗目标，以"早诊早治"为理念的系统、完善的 RA 临床诊疗体系。

在治疗目标方面，自 2010 年提出达标治疗的要求后，临床缓解或低疾病活动度被认为是唯一的治疗目标，在后续的更新中，对其定义等进行了更进一步的细分。

在药物治疗方面，2010 年 EULAR 提出了 sDMARDs、糖皮质激素和生物制剂的用药系统。在2013年EULAR提出了最新的DMARDs命名分类方法，将其分为sDMARDs和bDMARDs两大类，其中sDMARDs除了包括csDMARD，还包括tsDMARDs，而bDMARDs又可分为boDMARDs和bsDMARDs。甲氨蝶呤在各版指南中，皆作为锚定药物而存在，其地位不容动摇。随着研究的进一步发展，tsDMARDs越来越多地被提及，但由于其研究进展所限及存在一定风险，在临床使用上仍需谨慎。

值得一提的是，在指南的更新过程中，从治疗总则的变化可以看出RA的治疗越来越关注患者和医生之间的联系沟通。在2016年RA治疗建议中就提到了治疗方案应由患者和医生共同决定，以达到最大程度的规范化治疗并使患者保持良好的随诊。还可以看到，建议提倡在制定策略时全面评估的内容在增加，包括疾病活动度、药物安全性、患者的医疗条件和治疗费用等因素，且强调了医生在治疗时应充分考虑患者高度的个体化特征、医疗和社会成本等，充分肯定了个体化治疗的重要性。

参考文献

[1] 美国风湿病学会2002版类风湿性关节炎治疗指南[J].中国实用乡村医生杂志，2008，15（8）：42.

[2] 查青林，何羿婷，卢毓雄，等.血小板数量与中西医治疗类风湿关节炎疗效关系的探讨[J].中国中西医结合杂志，2007，27（1）：29-32.

［3］任永信，邓友章.雌激素对大鼠骨性关节炎影响的实验研究［J］.中国修复重建外科杂志，2003，17（3）：212-214.

［4］张卓莉.简析美国风湿病学会2008年类风湿关节炎治疗指南［J］.中华风湿病学杂志，2008，12（9）：651-653.

［5］Saag KG，Teng GG，Patkar NM，et al.American College of Rheumatology 2008 recommendations for the use of nonbiologic and biologic disease-modifying antirheumatic drugs in rheumatoid arthritis［J］.Arthritis Rheum，2008，59（6）：762-784.

［6］吕芳，李兴福.2010年美国风湿病学会联合欧洲抗风湿病联盟的类风湿关节炎分类标准解读［J］.诊断学理论与实践，2010，9（4）：307-310.

［7］Kay J，Upchurch KS.ACR/EULAR 2010 rheumatoid arthritis classification criteria［J］.Rheumatology（Oxford），2012（51 Suppl 6）：vi5-vi9.

［8］董快妮，袁莉敏.类风湿关节炎诊断新旧标准比对分析［J］.临床医药文献电子杂志，2020，7（27）：137，145.

［9］肖卫国.美国风湿病协会2012年类风湿关节炎治疗推荐意见解读［J］.中国实用内科杂志，2013，33（1）：38-41.

［10］李婕，丁丽霞，张启明.抗类风湿性关节炎药物不良反应的研究进展［J］.药品评价，2006，3（6）：442-445.

［11］Singh JA，Furst DE，Bharat A，et al.2012 update of the 2008 American College of Rheumatology recommendations for the use of disease-modifying antirheumatic drugs and biologic agents in the treatment of rheumatoid arthritis［J］. Arthritis Care Res（Hoboken），2012，64（5）：625-639.

［12］卢向阳，唐芳，陈琳英，等.甲氨蝶呤片联合不同抗风湿药物治疗类风湿关节炎的临床观察［J］.风湿病与关节炎，2018，7（2）：14-18，32.

［13］徐丽玲，苏茵.2015年美国风湿病学会类风湿关节炎的治疗指南［J］.中华风湿病学杂志，2016，20（1）：69-70.

［14］叶霜.类风湿关节炎的治疗策略与管理——2015 ACR 类风湿关节炎治疗推荐意见（草案）解读［J］.浙江医学，2015，37（3）：179-181，210.

［15］Singh JA，Saag KG，Bridges SL Jr，et al.2015 American College of Rheumatology Guideline for the Treatment of Rheumatoid Arthritis［J］. Arthritis Rheumatol，2016，68（1）：1-26.

［16］Fraenkel L，Bathon JM，England BR，et al.2021 American College of Rheumatology Guideline for the Treatment of Rheumatoid Arthritis［J］.Arthritis Care Res（Hoboken），2021，73（7）：924-939.

［17］吴冬梅，童宗武，朱桂华，等.2010年欧洲风湿病联盟和美国风湿病学会类风湿关节炎分类标准的敏感性和特异性研究［J］.中国全科医学，2012，15（14）：1545-1548.

［18］谢文慧，张卓莉.类风湿关节炎达标治疗：十年磨一剑［J］.中华风湿病学杂志，2020，24（11）：721-724.

［19］van Vollenhoven RF，Ernestam S，Geborek P，et al. Addition

of infliximab compared with addition of sulfasalazine and hydroxychloroquine to methotrexate in patients with early rheumatoid arthritis（Swefot trial）：1-year results of a randomised trial.［J］. Lancet，2009，374（9688）：459-466.

［20］刘湘源.应重视类风湿关节炎的强化治疗［J］.中华风湿病学杂志，2009，13（11）：729-731.

［21］Gomez-Reino JJ，Carmona L.Switching TNF antagonists in patients with chronic arthritis：an observational study of 488 patients over a four-year period［J］. Arthritis Res Ther，2006，8（1）：R29.

［22］O'Mahony R，Richards A，Deighton C，et al. Withdrawal of disease-modifying antirheumatic drugs in patients with rheumatoid arthritis：a systematic review and meta-analysis ［J］. Ann Rheum Dis，2010，69（10）：1823-1826.

［23］Smolen JS，Landewé R，Breedveld FC，et al.EULAR recommendations for the management of rheumatoid arthritis with synthetic and biological disease-modifying antirheumatic drugs［J］. Ann Rheum Dis，2010，69（6）：964-975.

［24］Zhao J，Liu X，Wang Z，et al.Is it necessary to combine detection of anticitrullinated protein antibodies in the diagnosis of rheumatoid arthritis？［J］. J Rheumatol，2010，37（12）：2462-2465.

［25］朱华群，苏茵.2014年欧洲抗风湿联盟关于类风湿关节炎目

标治疗的推荐更新 [J]. 中华风湿病学杂志, 2015, 19 (8): 575.

[26] Aletaha D, Smolen JS.Joint damage in rheumatoid arthritis progresses in remission according to the Disease Activity Score in 28 joints and is driven by residual swollen joints [J]. Arthritis Rheum, 2011, 63 (12): 3702-3711.

[27] 温雯, 李春, 石连杰. 2013年欧洲抗风湿病联盟更新2010版类风湿关节炎治疗建议 [J]. 中华风湿病学杂志, 2014, 18 (3): 203.

[28] Smolen JS, Landewé R, Breedveld FC, et al.EULAR recommendations for the management of rheumatoid arthritis with synthetic and biological disease-modifying antirheumatic drugs : 2013 update [J]. Ann Rheum Dis, 2014, 73 (3): 492-509.

[29] Aletaha D, Alasti F, Smolen JS.Optimisation of a treat-to-target approach in rheumatoid arthritis: strategies for the 3-month time point [J]. Ann Rheum Dis, 2016, 75 (8): 1479-1485.

[30] Li R, Zhao JX, Su Y, et al. High remission and low relapse with prolonged intensive DMARD therapy in rheumatoid arthritis(PRINT): A multicenter randomized clinical trial[J]. Medicine (Baltimore), 2016, 95 (28): e3968.

[31] Smolen JS, Landewé R, Bijlsma J, et al.EULAR recommendations for the management of rheumatoid arthritis

with synthetic and biological disease-modifying antirheumatic drugs: 2016 update [J]. Ann Rheum Dis, 2017, 76（6）: 960-977.

[32] Smolen JS, Landewé RBM, Bijlsma JWJ, et al.EULAR recommendations for the management of rheumatoid arthritis with synthetic and biological disease-modifying antirheumatic drugs: 2019 update [J]. Ann Rheum Dis, 2020, 79（6）: 685-699.

第二节　我国指南的解读

一、中华医学会风湿病学分会指南解读

（一）2004年中华医学会风湿病学分会类风湿关节炎诊治指南

为了提高医疗质量，规范各级医疗机构医师的诊疗行为，2004年中华医学会组织风湿病学专家编写了《类风湿关节炎诊治指南》。

1.诊断标准

该指南采用了1987年ARA发布的分类诊断标准（见表2-3）：

表2-3 1987年ARA类风湿关节炎分类标准

定义	注释
①晨僵	关节及其周围僵硬感至少持续1小时，病程≥6周
②3个或3个区域以上关节部位的关节炎	医生观察到下列14个区域（左侧或右侧的近端指间关节、掌指关节、腕、肘、膝、踝及跖趾关节）中累及3个及以上，且同时软组织肿胀或积液（不是单纯骨隆起），病程≥6周
③手关节炎	腕、掌指或近端指间关节中，至少有一个关节肿胀，病程≥6周
④对称性关节炎	两侧关节同时受累（双侧近端指间关节、掌指关节及跖趾关节受累时，不一定绝对对称），病程≥6周
⑤类风湿结节	医生观察到在骨突部位、伸肌表面或关节周围有皮下结节
⑥类风湿因子阳性	任何检测方法证明血清类风湿因子含量异常，而该方法在正常人群中的阳性率小于5%
⑦放射学改变	在手和腕的后前位相上有典型的类风湿关节炎放射学改变，必须包括骨质侵蚀（如关节间隙狭窄）或受累关节及其邻近部位有明确的骨质脱钙

注：凡具备以上4条或4条以上，并排除其他类型关节炎者，即可诊断类风湿关节炎。

典型的病例按此分类标准诊断并不困难，但以单关节炎为首发症状的某些不典型、早期RA常被误诊或漏诊。对这些患者，除了血常规、尿常规、ESR、CRP、RF等检查外，还可做核磁共振（MRI）。MRI可以显示关节炎性反应初期出现的滑膜增厚、骨髓水肿和轻度关节面侵蚀，在显示关节病变方面优于X线，有益于RA的早期诊断。

2. 药物治疗

治疗RA的常用药物分为四大类，即NSAIDs、DMARDs、糖皮质激素和植物药。

（1）NSAIDs

COX 有环氧化酶 -1（COX-1）和 COX-2 两种同功异构体，通过抑制其活性可以减少前列腺素合成，从而产生抗炎、止痛、退热、消肿作用。治疗 RA 常用的 NSAIDs 有：

①丙酸衍生物，如布洛芬、萘普生、洛索洛芬。

②苯酰酸衍生物，如双氯芬酸。

③吲哚酰酸类，如吲哚美辛、舒林酸、阿西美辛。

④吡喃羧酸类，如依托杜酸。

⑤非酸性类，如萘丁美酮。

⑥昔康类，如炎痛昔康。

⑦烯醇酸类，如美洛昔康。

⑧磺酰苯胺类，如尼美舒利。

⑨昔布类，如塞来昔布、罗非昔布。

临床研究发现，选择性 COX-2 抑制剂（如昔布类）与非选择性的传统 NSAIDs 相比，能明显减少严重胃肠道不良反应。如要使用另一种 NSAIDs 药物，需要在原有的 NSAIDs 足量使用 12 周后无效才更换，避免两种或两种以上 NSAIDs 同时服用，增加不良反应。老年人宜选用半衰期短的 NSAIDs，对有溃疡病史的老年人，宜服用选择性 COX-2 抑制剂以减少胃肠道的不良反应。

需要指出的是，NSAIDs 虽能减轻 RA 的症状，但不能改变病程和预防关节破坏，故必须与 DMARDs 联合应用。

（2）DMARDs

该类药物较 NSAIDs 发挥作用慢，临床症状的明显改善需

1～6个月，故又称慢作用药。它虽不具备即刻止痛和抗炎作用，但有改善和延缓病情进展的作用。常用于 RA 治疗的 DMARDs 有甲氨蝶呤、柳氮磺吡啶、来氟米特、氯喹、羟氯喹、青霉胺、金诺芬、硫唑嘌呤（AZA）、环孢素（Cs）、环磷酰胺（CYC）等。

从疗效和费用等角度考虑，DMARDs 的用药一般首选甲氨蝶呤，也可以选用柳氮磺吡啶或羟氯喹。一般对单用一种 DMARDs 疗效不好，或进展性、预后不良和难治性 RA 患者，可选用机理不同的 DMARDs 联合治疗，如选用甲氨蝶呤 7.5～25mg/w 和柳氮磺吡啶 1.0～3.0g/d。常用的联合方案有：

①甲氨蝶呤＋柳氮磺吡啶；

②甲氨蝶呤＋羟氯喹（或氯喹）；

③甲氨蝶呤＋青霉胺；

④甲氨蝶呤＋金诺芬；

⑤甲氨蝶呤＋硫唑嘌呤；

⑥柳氮磺吡啶＋羟氯喹。

国内还可采用甲氨蝶呤和植物药（如雷公藤、青藤碱和白芍总苷）联合治疗。如患者对甲氨蝶呤不能耐受，可改用来氟米特或其他 DMARDs 治疗。难治性 RA 可用甲氨蝶呤＋来氟米特或多种 DMARDs 联合治疗。联合用药时，可适当减少其中每种药物的剂量。

（3）糖皮质激素

糖皮质激素能迅速减轻关节疼痛、肿胀，因此对于关节炎急性发作或伴有心、肺、眼和神经系统等器官受累的重症患者，可给予短效激素，其剂量依病情严重程度而调整。小剂量糖皮质激素（每日泼尼松10mg或等效其他激素）可缓解多数患者的症状，并发挥DMARDs起效前的"桥梁"作用，或作为NSAIDs疗效不满意时的短期措施，使用激素时应同时服用DMARDs。激素治疗RA的原则是不需用大剂量时，则用小剂量；能短期使用者，不长期使用；在治疗过程中，注意补充钙剂和维生素以防止出现骨质疏松。关节腔注射激素有利于减轻关节炎症状，改善关节功能，但一年内不宜超过3次。过多的关节腔穿刺除了容易并发感染外，还可导致类固醇晶体性关节炎。

（4）植物药制剂

①雷公藤：雷公藤多苷30～60mg/d，分3次饭后服。主要不良反应是性腺抑制，会导致精子生成减少、男性不育和女性闭经。雷公藤还可以引起纳差、恶心、呕吐、腹痛、腹泻等不良反应，也可有骨髓抑制作用，导致贫血，白细胞及血小板减少，并出现可逆性肝酶升高和血肌酐清除率下降。其他不良反应包括皮疹、色素沉着、口腔溃疡、指甲变软、脱发、口干、心悸、胸闷、头痛、失眠等。

②青藤碱：青藤碱20mg，饭前口服，每次1～4片，每日3次。常见不良反应有皮肤瘙痒、皮疹等过敏反应，少数患者出现白细胞减少。

③白芍总苷：常用剂量为600mg，每日2～3次。毒副作用小，其不良反应有大便次数增多、轻度腹痛、纳差等。

3. 外科治疗

RA患者经过积极的内科正规药物治疗，病情仍不能控制的，为防止出现关节破坏，纠正畸形，改善生活质量，可考虑手术治疗。但手术并不能根治类风湿关节炎，故术后仍需内科药物治疗。常见的手术方式主要有滑膜切除术、人工关节置换术、软组织松解或修复手术、关节融合术等。

4. 心理和康复治疗

关节疼痛、致残风险、经济负担等诸多因素不可避免地给RA患者带来精神压力。抑郁是RA患者中最常见的精神症状，严重的抑郁有碍疾病的恢复。因此，在积极合理的药物治疗同时，还应关注RA患者的心理治疗。康复治疗也是重要的辅助手段。急性期关节剧烈疼痛和伴有全身症状者应卧床休息，并注意休息时的体位，尽量避免关节受压，为保持关节功能位，必要时进行短期（2～3周）夹板固定，以防造成畸形。在病情允许的情况下，进行被动和主动的关节活动度训练，防止肌萎缩。对于缓解期患者，在不使患者感到疲劳的前提下，多进行运动锻炼，恢复体力，并在物理康复科医师指导下进行治疗。

5. 其他治疗

包括使用生物制剂（如抗TNF-α）及自体外周血干细胞移植疗法，其确切远期疗效还有待更多病例的积累和随诊观察。

6. 患者管理

指南中指出，RA是一种长期、慢性的疾病，患者必须长期复诊并接受科学的管理。对所有患者都应监测病情的活动性。对早期、急性期或病情持续活动的患者应当密切随访，直至病情得到控制。处于缓解期的患者可以每半年随访一次。具体而言，患者在治疗前必须照双手（包括腕关节）X线或受累关节的对称性 X 线，并于治疗后逐年复查 X 线用以比较疗效。为避免药物不良反应，用药过程中应严密观察血尿常规、肝肾功能并随时调整剂量。评价治疗反应，除比较治疗前后的关节压痛、肿胀程度和关节数、受累关节放射学改变外，还应进行功能状态的评价，以及医生和患者对疾病活动性的总体评估。

应该明确，经过治疗后的症状缓解不等于疾病的根治，近期有效不等于远期有效。DMARDs 可以延缓病情进展，但不能治愈 RA，基于这一点，为防止病情复发，原则上不应停药，但也可依据病情逐渐减量维持治疗，直至最终停用。

（二）2010 年中华医学会风湿病学分会类风湿关节炎诊断及治疗指南

中华医学会风湿病学分会在第 1 版指南的基础上，根据中国风湿病学发展的特点和需要，结合 2010 年前最新的资料和国际风湿病学发展的特点，制定并发布了《类风湿关节炎诊断及治疗指南》。

1. 诊断标准

该指南提出 RA 的典型病例可按 1987 年 ARA 的分类标准（见表 2-3）诊断，但对于不典型及早期 RA 患者，除 RF、抗 CCP 抗体和 MRI 等检查外，还可考虑超声检查。高频超声能清晰显示关节腔、关节滑膜、滑囊、关节腔积液、关节软骨厚度及形态等，彩色多普勒血流显像（CDFI）和彩色多普勒能量图（CDE）能直观地检测关节组织内血流的分布，反映滑膜增生的情况，并具有很高的敏感性，具有一定的辅助诊断意义。

2009 年 ACR 和 EULAR 提出了新的 RA 分类标准和评分系统，即至少 1 个关节肿痛，并有滑膜炎的证据（临床、超声或 MRI），同时排除了其他疾病引起的关节炎，并有典型的常规放射学 RA 骨破坏的改变者，可诊断为 RA。另外，该标准对关节受累情况、血清学指标、滑膜炎持续时间和急性时相反应物 4 个部分进行评分，总得分 6 分以上也可诊断 RA（详见本章第一节表 2–1）。

2. 药物治疗

2010 年版指南的药物治疗部分更新了生物制剂，共分为五大类，即 NSAIDs、DMARDs、生物制剂、糖皮质激素和植物药。

（1）NSAIDs

2010 年版指南根据已有的循证医学证据和专家共识，认为 NSAIDs 使用中应注意以下几点：

①注重 NSAIDs 的种类、剂量和剂型的个体化。

②尽可能用最低有效量、短疗程。

③一般先选用一种 NSAIDs，应用数日至 1 周无明显疗效时应加到足量，如仍然无效则再换用另一种制剂，避免同时服用 2 种或 2 种以上 NSAIDs。

④对有消化性溃疡病史者，宜用选择性 COX-2 抑制剂或其他 NSAIDs 加质子泵抑制剂。

⑤老年人可选用半衰期短或较小剂量的 NSAIDs。

⑥心血管疾病高危人群应谨慎选用 NSAIDs，如需使用，建议选用对乙酰氨基酚或萘普生。

⑦肾功能不全者应慎用 NSAIDs。

⑧注意血常规和肝肾功能的定期监测。

NSAIDs 的外用制剂（如双氯芬酸二乙胺乳胶剂、辣椒碱膏、酮洛芬凝胶、吡罗昔康贴剂等）及植物药膏剂等对缓解关节肿痛有一定作用，不良反应较少，应提倡在临床上使用。

（2）DMARDs

①甲氨蝶呤：2010 年版指南修改甲氨蝶呤的常用剂量为 7.5～20mg/w，个别重症患者可以酌情加大剂量，并指出其是否有流产、畸胎和影响生育力等不良反应尚无定论。服药期间适当补充叶酸可减少胃肠道副作用、肝功能损害等不良反应。

②柳氮磺吡啶：2010 年版指南认为柳氮磺吡啶可单用于病程较短及轻症 RA 患者，或与其他 DMARDs 联合治疗病程较长、中疾病活动度及重症患者。从小剂量逐渐加量有助于减少不良反应。服药期间定期复查的指标新增了肾功能等。

③来氟米特：主要用于病程较长、病情重及有预后不良因素的患者。

④抗疟药：可单用于病程较短、病情较轻的患者。对于重症或有预后不良因素者应与其他 DMARDs 合用。该类药起效缓慢，服用后 2～3 个月见效。羟氯喹的不良反应较少，但用药前和治疗期间应每年检查 1 次眼底，以监测该药可能导致的视网膜损害。氯喹的价格便宜，但眼损害和心脏相关的不良反应（如传导阻滞）较羟氯喹常见，应予注意。

⑤青霉胺：一般用于病情较轻的患者，或与其他 DMARDs 联合应用于重症 RA。

⑥金诺芬：可用于不同病情程度的 RA，对于重症患者应

与其他 DMARDs 联合使用。

⑦硫唑嘌呤：主要用于病情较重的 RA 患者。

⑧环孢素 A（Cys A）：与其他免疫抑制剂相比，Cys A 的主要优点为很少有骨髓抑制的副作用，可用于病情较重、病程长及有预后不良因素的 RA 患者。

⑨环磷酰胺：对于重症患者，在多种药物治疗难以缓解时可酌情试用。主要的不良反应有胃肠道反应、脱发、骨髓抑制、肝损害、出血性膀胱炎、性腺抑制等。

（3）生物制剂

① TNF-α 拮抗剂：该类制剂主要包括依那西普、英夫利西单抗和阿达木单抗。与传统 DMARDs 相比，TNF-α 拮抗剂的主要特点是起效快、抑制骨破坏的作用明显、患者总体耐受性好。这类制剂可能有注射部位反应或输液反应，可能增加感染和肿瘤的风险，偶有药物诱导的狼疮样综合征及脱髓鞘病变等。用药前应进行结核筛查，除外活动性感染和肿瘤。

② IL-6 拮抗剂：主要用于中重度 RA，对 TNF-α 拮抗剂反应欠佳的患者可能有效。常见的不良反应有感染、胃肠道症状、皮疹和头痛等。

③ IL-1 拮抗剂：阿那白滞素是当时唯一被批准用于治疗 RA 的 IL-1 拮抗剂。其主要不良反应是与剂量相关的注射部位反应及可能增加感染概率等。

④抗 CD20 单抗：利妥昔单抗主要用于使用 TNF-α 拮抗剂疗效欠佳的活动性 RA。每次注射利妥昔单抗之前的半小时内先静脉给予适量甲泼尼龙，常见的不良反应是输液反应，静脉

给予糖皮质激素可将输液反应的发生率和严重度降低。其他不良反应包括高血压、皮疹、瘙痒、发热、恶心、关节痛等，可能增加感染概率。

⑤ CTLA4-Ig：阿巴西普用于治疗病情较重或 TNF-α 拮抗剂反应欠佳的患者。主要的不良反应是头痛、恶心，可能增加感染和肿瘤的发生率。

（4）糖皮质激素

2010 年版指南认为糖皮质激素能迅速改善关节肿痛和全身症状，可用于以下几种情况：

①伴有血管炎等关节外表现的重症 RA；

②不能耐受 NSAIDs 的 RA 患者，作为"桥梁"治疗；

③其他治疗方法效果不佳的 RA 患者；

④伴局部激素治疗指征（如关节腔内注射）；

⑤重症 RA 伴有心、肺或神经系统等受累的患者，可给予短效激素，其剂量依病情严重程度而定；

⑥若是针对关节病变的治疗，则仅适用于少数 RA 患者，通常为小剂量激素（如泼尼松 ≤ 7.5mg）。

（5）植物药

治疗方面未见更新。

3. 其他治疗

2010 年版指南指出，对于少数经规范用药疗效欠佳，血清中有高滴度自身抗体、免疫球蛋白明显增高者可考虑免疫净化，如血浆置换或免疫吸附等治疗，但临床上应强调严格掌握适应证及联用 DMARDs 等治疗原则。此外，自体干细胞移植、T

细胞治疗及间充质干细胞治疗对 RA 的缓解可能有效，但仅适用于少数患者，仍需进一步的临床研究。

（三）2018 年中华医学会风湿病学分会中国类风湿关节炎诊疗指南

我国及国外既往的指南在指导我国 RA 诊疗实践中仍存在诸多问题。一方面，国际 RA 指南的质量良莠不齐，推荐意见间常存在不一致的问题；另一方面，国际 RA 指南极少纳入有关我国人群的流行病学与临床研究证据。此外，国外风湿科医师关注的临床诊疗问题和用药习惯与我国风湿科医师亦有所不同。为制定和实施符合我国国情的 RA 临床指南，提高 RA 诊疗相关医师（风湿科、骨科、内科等），特别是县级与基层医疗机构医师正确诊断和治疗 RA 的能力，中华医学会风湿病学分会按照循证临床实践指南制定的方法和步骤，基于当时的最佳证据，结合临床医师的经验，考虑我国患者的偏好与价值观，平衡干预措施的利与弊，制定了《2018 中国类风湿关节炎诊疗指南》。

1. 诊断标准

2018 年版指南指出，1987 年 ARA 的诊断标准和 2010 年 ACR / EULAR 的分类标准在敏感度和特异度方面各有优势，1987 年的标准敏感度为 39.1%，特异度为 92.4%；2010 年的标准敏感度为 72.3%，特异度为 83.2%。临床医师可同时参考，结合我国患者的具体情况，对 RA 患者作出准确诊断。

2. 治疗方法

RA 关节病变是由炎性细胞浸润及其释放的炎性介质所致。尽早抑制细胞因子的产生及其作用，能有效阻止或减缓关节滑膜及软骨的病变。故 2018 年版指南提出 RA 的治疗原则为"早期、规范治疗"。

2018 年版指南根据 2016 年 EULAR 指南更新了 DMARDs 的分类，分别是 csDMARDs、bDMARDs 及 tsDMARDs。研究显示，不规律使用 DMARDs 是 RA 患者关节功能受限的独立危险因素之一。RA 患者一经确诊，应尽早开始 csDMARDs 治疗。队列研究显示，RA 患者诊断第 1 年内 csDMARDs 药物的累积使用量越大，关节置换时间越迟；早使用 1 个月，需要外科手术治疗的风险相应降低 2%～3%。甲氨蝶呤是 RA 治疗的锚定药，一般情况下，2/3 的 RA 患者单用甲氨蝶呤，或与其他 csDMARDs 联用，即可达到治疗目标。安全性方面，基于我国人群的研究显示，小剂量甲氨蝶呤（≤ 10mg/w）的不良反应轻、长期耐受性较好。我国甲氨蝶呤的使用率远低于欧美国家，仅为 55.9%。鉴于我国医疗卫生及经济现状，甲氨蝶呤在我国 RA 治疗领域的核心地位和作用应得到进一步巩固和加强。

我国 RA 患者使用柳氮磺吡啶治疗的安全性较好，但在使用率方面仅为 4.4%，远低于国外的 43%，且绝大部分情况为联用其他 csDMARDs。柳氮磺吡啶与除甲氨蝶呤外的其他 csDMARDs 相比，在单药治疗方面更具成本效益比。系统评价显示，羟氯喹对 RA 患者的代谢可能有益，并可能减少心血管事件的发生，故一般情况下，建议将其与其他 DMARDs 联合使用。

经甲氨蝶呤、来氟米特或柳氮磺吡啶等单药规范治疗仍未达标者，建议联合用药。Meta 分析显示，联合 3 种 csDMARDs（甲氨蝶呤＋柳氮磺吡啶＋羟氯喹）能较好地控制疾病活动度，其效果不低于甲氨蝶呤联合一种 bDMARDs 或联合 tsDMARDs。经 csDMARDs 联合治疗仍不能达标时，可考虑延长治疗时间，观察疗效。多中心随机对照试验显示，对于经 csDMARDs 积极治疗 3～6 个月仍不达标的 RA 患者，延长治疗时间，可进一步提高临床缓解率，且患者用药安全性良好。

经 csDMARDs 治疗未达标的 RA 患者，建议改用一种 csDMARDs 联合一种 bDMARDs，或一种 csDMARDs 联合一种 tsDMARDs 进行治疗。TNF-α 抑制剂是已有的证据较为充分、应用较为广泛的治疗 RA 的 bDMARDs。托珠单抗是抗 IL-6 受体的重组人源化 IgG1 亚组单克隆抗体，对 csDMARDs 反应不足的 RA 患者，建议使用 csDMARDs 联合托珠单抗进行治疗。

tsDMARDs 是一类具有新作用机制的抗风湿药，在本指南中仅指 JAK 抑制剂，如托法替布。TNF-α 抑制剂、托珠单抗和托法替布目前在使用的选择上，并无优先顺序。当 csDMARDs 联合其中一种 tsDMARDs 治疗未达标后，可在三者间更换另外一种进行治疗。

艾拉莫德是 2011 年获原国家食品药品监督管理总局批准的抗风湿药，其作用机制还有待进一步阐明，主要在我国和日本使用。2015 年亚太风湿病联盟（APLAR）指南提出可使用艾拉莫德治疗活动期 RA 患者。研究显示，艾拉莫德与甲氨蝶呤联用能改善活动期 RA 患者的临床症状。

3. 患者管理

RA 的治疗目标是达到疾病缓解或低疾病活动度，即达标治疗，最终目的为控制病情、减少致残率，改善患者的生活质量。达标治疗指治疗效果达到临床缓解，即 DAS28 $\leqslant$ 2.6，或 CDAI $\leqslant$ 2.8，或 SDAI $\leqslant$ 3.3。在无法达到以上标准时，可以以低疾病活动度作为治疗目标，即 DAS28 $\leqslant$ 3.2 或 CDAI $\leqslant$ 10 或 SDAI $\leqslant$ 11。2011 年，ACR 和 EULAR 提出下述缓解标准：压痛关节数、肿胀关节数、CRP 水平及患者对疾病的整体评价均 $\leqslant$ 1。由于其特异度较高，便于评价和记忆，已逐渐在临床实践中采用，但其达标率较低，故临床医师可根据实际情况选择恰当的评估标准。

对初始治疗的 RA 患者，考虑到 DMARDs 起效时间长及不良反应的发生情况，建议每个月监测 1 次；对确有困难的患者，每 3 个月监测 1 次。对治疗已达标者，其监测频率可调整为每 3～6 个月 1 次。

基于长期使用 bDMARDs 或 tsDMARDs 的安全性，以及我国 RA 患者使用上述两类药物的经济承受力，在治疗达标后可考虑进行逐渐减量。系统评价显示，一般经 bDMARDs 或 tsDMARDs 治疗 6 个月左右可达标，达标后生物制剂 DMARDs 减量者的复发率与不减量者的复发率相当。有 1/3～1/2 的 RA 患者在停药后 1 年内仍处于临床缓解或低疾病活动度状态。如果 RA 患者处于持续临床缓解状态 1 年以上，临床医师可根据患者病情、用药情况，以及患者的经济状况等，与患者讨论是否停用 bDMARDs 或 tsDMARDs。

患者教育对疾病的管理至关重要，有助于提高 RA 的治疗效果。一方面，临床医师应帮助患者充分了解和认识 RA 的疾病特点与转归，增强其接受规范诊疗的信心，并提醒患者定期监测与随访；另一方面，建议 RA 患者注意生活方式的调整，包括禁烟、控制体重、合理饮食和适当运动。吸烟和肥胖不仅增加 RA 的发病率，也会加重 RA 的病情。每周坚持 1～2 次的有氧运动（而非高强度的体育运动），有助于改善患者的关节功能和提高生活质量。

（四）中国类风湿关节炎诊治指南的变化趋势

诊断方面，2010 年以前我国诊断采用 1987 年 ARA 分类标准，2010 年以后基本同时采用 1987 年 ARA 和 2010 年 ACR/EULAR 发布的标准。1987 年的分类标准是基于平均病程为 7.7 年的患者数据建立的，该标准的灵敏度较低，漏诊率较高，而 RA 治疗强调的是早期发现、早期治疗，所以该标准不适用于早期诊断。而 2010 年 ACR/EULAR 发布的新标准灵敏度较高，有利于诊断早期 RA，但其特异性低于 1987 年标准，对于有 1～2 个小关节肿胀、伴有非特异性 RF 阳性、轻度 ESR 增快的骨关节炎患者易误诊为 RA 并过度治疗。另外，2010 年标准在患者 RF 和 ACPA 均为阴性时，敏感度下降至 50.0%，这也是其一大局限。所以同时参考两种标准，根据实际情况采用，更加符合临床实际。得益于临床辅助检查手段的进步，以及早期诊断、严密随访、达标治疗等理念应用于临床实践，影像学手段在早期诊断中的地位也得到了重视。《2018 年中国类风湿关节炎诊疗指南》指出：根据 EULAR 在 2013 年发布的 RA 选择影像学检查的循证意见，在适当条件下选用影像技术有助于早期诊断。

治疗方面，突出了甲氨蝶呤"锚定药"的地位，甲氨蝶呤成为首选药物有了更多的证据。甲氨蝶呤在减轻 RA 患者关节损伤的发展、改善关节功能等方面有较好的效果，能有效减少患者关节肿胀数及关节压痛数，改善关节指征，且价格可为大多数患者所接受，故应继续推广使用。其次，生物制剂在 RA 治疗中的地位越来越高，2004 年生物制剂尚列于其他疗法之中，药物数量较少，2010 年已列入药物疗法，多种生物制剂都具有较明确的适应证，在 2018 年版指南中也提到了 tsDMARDs，并认为其与生物制剂的使用并无优先顺序。在 2018 年版指南中，csDMARDs 联合 bDMARDs 或 tsDMARDs，成为单种传统 DMARDs 治疗失败合并预后不良因素患者的首选方案。生物制剂能够特异性地识别细胞表面分子，具有起效快、短期疗效好的特点，但其安全性与远期疗效仍需要更多临床证据，且给患者带来的经济负担较重。

疾病管理方面，对 RA 患者的管理向精细化方向发展，包括疾病评估、随访频率、药物不良反应监测，生活习惯干预，情绪的管理，对并发症的预防，以及运用中医理念和中医特色疗法进行干预。RA 不仅严重影响患者的生存质量，还会增加个人、家庭和社会的疾病管理负担。近年来，自我管理在 RA 疾病管理中的作用逐渐受到重视，国内外开展了多种形式的自我管理项目，证实其在减轻疼痛、缓解功能障碍、减轻抑郁和焦虑、提高生活质量等方面具有明显作用。

二、中华中医药学会类风湿关节炎指南解读

2018 年类风湿关节炎病证结合诊疗指南

1. 诊断标准

该指南参照 1987 年 ARA 发布的分类标准或者 2010 年 ACR/EULAR 发布的分类标准。

2. 治疗方法

（1）辨证论治

2018 年类风湿关节炎病证结合诊疗指南将类风湿关节炎分为风湿痹阻、寒湿痹阻、湿热痹阻、痰瘀痹阻、瘀血阻络、气血两虚、肝肾不足、气阴两虚 8 种证型。风湿痹阻证的治疗推荐使用羌活胜湿汤、蠲痹汤、大秦艽汤；寒湿痹阻证的治疗推荐使用乌头汤、桂枝芍药知母汤加减、麻黄附子细辛汤；湿热痹阻证的治疗推荐使用宣痹汤、当归拈痛汤、二妙散；痰瘀痹阻证的治疗推荐使用双合汤；瘀血阻络证的治疗推荐使用身痛逐瘀汤、桃红饮；气血两虚证的治疗推荐使用黄芪桂枝五物汤、十全大补汤、归脾汤。肝肾不足证的治疗推荐使用独活寄生汤、三痹汤、虎潜丸；气阴两虚证的治疗推荐使用四神煎。

（2）现代方剂与中成药

指南中列举了具有循证医学证据的治疗类风湿关节炎的现

代方剂和中成药。

现代方剂包括清热活血方、健脾化湿通络方、羌活地黄汤、四妙消痹汤、痹速清合剂、清络饮、益气养血通络方和补肾祛寒治尪汤，需根据病情灵活应用。例如，四妙消痹汤、痹速清合剂、清络饮主要用于类风湿关节炎湿热痹阻证；益气养血通络方可用于类风湿关节炎伴有贫血的患者的治疗；补肾祛寒治尪汤主要用于类风湿关节炎肾虚寒盛证的治疗。

中成药包括雷公藤制剂（如雷公藤多苷及昆仙胶囊）、白芍总苷、正清风痛宁等，同时指南中强调了对中成药的选择也需视病情而定。例如，雷公藤制剂可用于类风湿关节炎的辨病治疗，但对于有生育需求的患者来说应慎用；正清风痛宁具有镇痛、抗炎、抑制肉芽组织增生的作用；湿热痹冲剂主要用于类风湿关节炎湿热痹阻证的治疗；寒湿痹片主要用于类风湿关节炎寒湿痹阻证的治疗；尪痹片主要用于类风湿关节炎肝肾亏虚、寒湿痹阻证的治疗等。

（3）外治法

中药外敷法适用于活动性类风湿关节炎，常用药物包括复方雷公藤外敷剂、金黄膏。中药泡洗或熏蒸法适用于类风湿关节炎所致的四肢肿胀、疼痛、功能障碍等。中药离子导入适用于类风湿关节炎所致的四肢肿胀、疼痛等。针灸疗法可改善关节局部症状。针刀微创治疗能改善类风湿关节炎临床症状，急性期以减张减压、缓解疼痛为主，功能障碍期以松解粘连、解筋结、改善功能为主。中药蜡疗可改善关节肿痛、晨僵等症状。推拿按摩疗法配合中药可改善患者疼痛及晨僵症状。穴位贴敷包括冬病夏治穴位贴敷、三九贴敷、春秋分穴位贴敷等，可作为类风湿关节炎的辅助治疗。穴位注射疗法能起到减轻疼痛等作用。

3.患者管理

指南中对不同疾病活动度患者的病情评估频率、肝肾功能、血尿常规的监测均作出了指导，并从中医学角度出发，提出应遵循"未病先防、既病防变、瘥后防复"的原则，强调了预防调摄的重要性，包括功能锻炼、心理指导、饮食指导、生活起居指导四个方面：功能锻炼方面，在急性期以休息为主，稳定期逐渐加强肢体功能锻炼；心理指导方面，指导和帮助患者正确对待疾病，可促进病情好转；饮食指导方面，整体来讲类风湿关节炎患者无严格饮食禁忌；生活起居指导方面，应注意避风寒湿，居住地应干燥、温暖、向阳，同时注意保暖，多晒太阳，预防感冒。达到临床缓解或低疾病活动时，应在医生的指导下减停药物，中药适合长期维持治疗，可以调和脏腑气血阴阳，减少疾病复发。

参考文献

[1] Chen Y，Wang C，Shang H，et al.Clinical practice guidelines in China［J］. BMJ，2018，360：j5158.

[2] Jin S，Li M，Fang Y，et al.Chinese Registry of rheumatoid arthritis（CREDIT）：II.prevalence and risk factors of major eomorbidities in Chinese patients with rheumatoid arthritis［J］. Arthritis Res Ther，2017，19（1）：251.

[3] Pincus T, Gibson KA, Castrejón I.Update on methotrexate as the anchor drug for rheumatoid arthritis [J]. Bull Hosp Jt Dis（2013）, 2013, 71 Suppl 1：S9-S19.

[4] Arnett FC, Edworthy SM, Bloch DA, et al.The American Rheumatism Association 1987 revised criteria for the classification of rheumatoid arthritis [J]. Arthritis Rheum, 1988, 31（3）：315-324.

[5] Ye H, Su Y, Li R, et al.Comparison of three classification criteria of rheumatoid arthritis in all inception early arthritis cohort [J]. Clin Rheumatol, 2016, 35（10）：1-5.

[6] Aletaha D, Neogi T, Silman AJ, et al.2010 Rheumatoid arthritis classification criteria：an American College of Rheumatology/European League Against Rheumatism collaborative initiative [J]. Arthritis Rheum, 2010, 62（9）：2569-2581.

[7] Smolen JS, Aletaha D, McInnes IB.Rheumatoid arthritis [J]. Lancet, 2016, 388（10055）：2023-2038.

[8] 周云杉, 王秀茹, 安媛, 等.全国多中心类风湿关节炎患者残疾及功能受限情况的调查 [J].中华风湿病学杂志, 2013, 17（8）：526-532.

[9] Widdifield J, Moura CS, Wang Y, et al.The Longterm Effect of Early Intensive Treatment of Seniors with Rheumatoid Arthritis：A Comparison of 2 Population-based Cohort Studies on Time to Joint Replacement Surgery [J]. J

Rheumatol, 2016, 43 (5): 861-868.

[10] Pincus T, Yazici Y, Sokka T, et al.Methotrexate as the "anchor drug" for the treatment of early rheumatoid arthritis [J]. Clin Exp Rheumatol, 2003, 21 (5 Suppl 31): S179-S185.

[11] 于萍，任立敏，王秀茹，等.甲氨蝶呤在国人类风湿关节炎治疗中不良反应的调查及分析 [J].中华风湿病学杂志，2010, 14 (8): 550-553.

[12] 刘田，王秀茹，安媛，等.柳氮磺吡啶在我国类风湿关节炎患者的用药现况调查 [J].北京大学学报（医学版），2012, 44 (2): 188-194.

[13] Rempenault C, Combe B, Barnetche T, et al.Metabolic and cardiovascular benefits of hydroxychloroquine in patients with rheumatoid arthritis: a systematic review and meta-analysis [J]. Ann Rheum Dis, 2018, 77 (1): 98-103.

[14] Hazlewood GS, Barnabe C, Tomlinson G, et al. Methotrexate monotherapy and methotrexate combination therapy with traditional and biologic disease modifying antirheumatic drugs for rheumatoid arthritis: abridged Cochrane systematic review and network meta-analysis [J]. BMJ, 2016, 353: i1777.

[15] Li R, Zhao JX, Su Y, et al.High remission and low relapse with prolonged intensive DMARD therapy in rheumatoid arthritis (PRINT): A multicenter randomized clinical trial [J].Medicine (Baltimore), 2016, 95 (28):

e3968.

[16] Genovese MC, McKay JD, Nasonov EL, et al.Interleukin-6 receptor inhibition with tocilizumab reduces disease activity in rheumatoid arthritis with inadequate response to disease-modifying antirheumatic drugs: the tocilizumab in combination with traditional disease-modifying antirheumatic drug therapy study [J]. Arthritis Rheum, 2008, 58 (10): 2968-2980.

[17] Lee YH, Bae SC.Comparative efficacy and safety of tocilizumab, rituximab, abatacept and tofacitinib in patients with active rheumatoid arthritis that inadequately responds to tumor necrosis factor inhibitors: a Bayesian network meta-analysis of randomized controlled trials [J]. Int J Rheum Dis, 2016, 19 (11): 1103-1111.

[18] Buckley F, Finckh A, Huizinga TW, et al.Comparative Efficacy of Novel DMARDs as Monotherapy and in Combination with Methotrexate in Rheumatoid Arthritis Patients with Inadequate Response to Conventional DMARDs: A Network Meta-Analysis [J]. J Manag Care Spec Pharm, 2015, 21 (5): 409-423.

[19] 史群, 赵岩, 鲍春德, 等 .托珠单抗联合改善病情抗风湿药治疗类风湿关节炎的多中心、随机、双盲、安慰剂对照临床研究 [J].中华内科杂志, 2013, 52 (4): 323-329.

[20] Li J, Mao H, Liang Y, et al.Efficacy and safety of

iguratimod for the treatment of rheumatoid arthritis ［J］. Clin Dev Immunol, 2013, 2013：310628.

［21］ Hara M, Ishiguro N, Katayama K, et al.Safety and efficacy of combination therapy of iguratimod with methotrexate for patients with active rheumatoid arthritis with an inadequate response to methotrexate：an open-label extension of a randomized, double-blind, placebo-controlled trial ［J］. Mod Rheumatol, 2014, 24（3）：410-418.

［22］ Felson DT, Smolen JS, Wells G, et al.American College of Rheumatology/European League against Rheumatism provisional definition of remission in rheumatoid arthritis for clinical trials ［J］. Ann Rheum Dis, 2011, 70（3）：404-413.

［23］ Kuijper TM, Lamers-Karnebeek FB, Jacobs JW, et al. Flare Rate in Patients with Rheumatoid Arthritis in Low Disease Activity or Remission When Tapering or Stopping Synthetic or Biologic DMARD：A Systematic Review ［J］. J Rheumatol, 2015, 42（11）：2012-2022.

［24］ Galvao TF, Zimmermann IR, da Mota LM, et al.Withdrawal of biologic agents in rheumatoid arthritis：a systematic review and meta-analysis ［J］. Clin Rheumatol, 2016, 35（7）：1659-1668.

［25］ Xu B, Lin J.Characteristics and risk factors of rheumatoid arthritis in the United States：an NHANES analysis ［J］.

PeerJ, 2017, 5 : e4035.

［26］Sugiyama D, Nishimura K, Tamaki K, et al.Impact of smoking as a risk factor for developing rheumatoid arthritis : a meta-analysis of observational studies ［J］. Ann Rheum Dis, 2010, 69（1）: 70−81.

［27］Saag KG, Cerhan JR, Kolluri S, et al.Cigarette smoking and rheumatoid arthritis severity ［J］. Ann Rheum Dis, 1997, 56（8）: 463−469.

［28］Liu Y, Hazlewood GS, Kaplan GG, et al.Impact of Obesity on Remission and Disease Activity in Rheumatoid Arthritis : A Systematic Review and Meta-Analysis ［J］. Arthritis Care Res（Hoboken）, 2017, 69（2）: 157−165.

［29］do Carmo CM, Almeida da Rocha B, Tanaka C.Effects of individual and group exercise programs on pain, balance, mobility and perceived benefits in rheumatoid arthritis with pain and foot deformities ［J］. J Phys Ther Sci, 2017, 29（11）: 1893−1898.

［30］Hurkmans E, van der Giesen FJ, Vliet Vlieland TP, et al.Dynamic exercise programs（aerobic capacity and/or muscle strength training）in patients with rheumatoid arthritis ［J］. Cochrane Database Syst Rev, 2009, 2009（4）: CD006853.

［31］耿研, 张卓莉. 影像学技术在类风湿关节炎诊治中的应用 ［J］. 中国医学前沿杂志（电子版）, 2020, 12（11）: 13−18.

［32］牛洁. 蠲痹汤联合甲氨蝶呤、柳氮磺胺吡啶治疗类风湿关节炎活动期的临床疗效［J］. 世界最新医学信息, 2015, 55（15）: 64.

［33］施波. 乌头汤加味治疗类风湿性关节炎64例［J］. 中国社区医师（综合版）, 2007（7）: 75.

［34］田河水, 李向录. 桂枝芍药知母汤加减治疗类风湿性关节炎136例疗效观察［J］. 中国中医基础医学杂志, 2002, 8（8）: 63.

［35］刘源, 张锟, 郭艳幸, 等. 四妙散合宣痹汤联合西药治疗湿热型类风湿性关节炎35例临床观察［J］. 世界中西医结合杂志, 2016, 11（6）: 800-803.

［36］陈小朋, 李满意, 李坚, 等. 当归拈痛汤治疗湿热痹阻型类风湿关节炎50例［J］. 中医临床杂志, 2010, 2（23）: 78.

［37］杜健, 杨铭, 李成. 身痛逐瘀汤治疗类风湿关节炎瘀血阻络证的临床观察［J］. 黑龙江中医药, 2012, 41（5）: 18-19.

［38］石昌平. 加味桃红饮为主辨证治疗类风湿性关节炎34例［J］. 陕西中医, 1997, 18（2）: 60.

［39］王成福, 张红梅. 黄芪桂枝五物汤治疗类风湿关节炎58例［J］. 实用中医内科杂志, 2004, 18（5）: 434.

［40］李文. 类风湿关节炎的汉方治疗［J］. 国外医学（中医中药分册）, 2004, 26（5）: 290-292.

［41］温伟强, 黄胜光, 谭宁, 等. 独活寄生汤和归脾汤分别联合西药治疗类风湿关节炎贫血的对照研究［J］. 中医杂志, 2012, 53（14）: 1219-1222.

［42］马晴，薛鸾.独活寄生汤治疗类风湿性关节炎临床疗效的 meta 分析［J］.职业与健康，2014，30（22）：3247-3249，3253.

［43］纪德凤，张春芳.三痹汤治疗类风湿关节炎的 Meta 分析［J］.亚太传统医药，2016，12（14）：80-83.

［44］何桂兰.虎潜丸治疗类风湿关节炎39例临床观察［J］.青海医药杂志，2012，42（1）：65-66.

［45］曹炜，张华东，刘宏潇，等.四神煎治疗类风湿关节炎50例临床观察［J］.北京中医药大学学报，2008，31（7）：490-493，498.

［46］王薇萍，史生铭，刘欢，等.外敷金黄膏结合常规治疗湿热瘀阻型类风湿关节炎临床观察［J］.上海中医药杂志，2007，41（6）：47-48.

第三章

从国内外指南更新看类风湿关节炎治疗目标和治疗策略发展变化

RA 是一种自身免疫性、系统性的慢性炎症性多关节炎，目前尚无治愈方法。随着 RA 病程的进展，患者会出现关节畸形和残疾，严重影响生活质量，因而攻克 RA、改善 RA 结局成为国际难题。20 世纪 80 年代以来，国际上对 RA 诊疗的指南和推荐指导意见推陈出新，从分类诊断标准的更新到治疗药物的发展，再到近年来达标治疗理念的出现和 DMARDs 的广泛使用，RA 的诊疗迎来了一场新的革命。笔者将其中的主要观点进行了归纳总结，就治疗目标和治疗策略两大方面进行阐述。

第一节　治疗目标的演变

1981 年 ARA 就提出了 RA 治疗的最终目标是诱导 RA 完全缓解，并制定了临床缓解标准。随后多年里，越来越多的风湿病专家意识到，经过治疗使病情达到完全缓解是最理想的治疗目标。但是在临床实际工作中，常常遇到一些病程长、病情重的患者，已出现明显骨破坏和关节功能障碍，加之既往治疗不规范或治疗失败，想要达到临床缓解非常困难。基于此类情况，2010 年 EULAR 正式提出 RA 治疗的首要目标是达到临床缓解，而达到低疾病活动度可作为备选目标，即对于部分中长期病程的 RA 患者来说，如果达不到临床缓解，则替代目标为降低患者的疾病活动度。此后，多个国际指南均依此提出了 RA 达标治疗的理念，即尽可能达到临床缓解或达到低疾病活动度。同时，各国指南在治疗目标上进一步补充和完善，比如 2015 年 ACR 指出，应考虑到个体耐受性和并发症风险，部分患者的治疗目标可进行适当调整，不必严苛于临床缓解或低疾病活动度。2018 年英国国家卫生与临床优化研究所（NICE）则提出，对于存在影像学进展风险的患者（抗 CCP 抗体阳性或 X 线提示存在骨侵蚀），应严格以达到临床缓解为治疗目标，而不是以低疾病活动度为目标。2016 年 EULAR 首次提出"无药缓解"的概念，指的是患者在不服药的情况下维持临床缓解 ≥ 6 个月，该指南指出，更加积极的治疗策略可以增加"无药缓解"的机会，并提出 RA 的最终治疗目标应该是争取使更多的患者"无药缓解"。如今，达标治疗已经成为国内外 RA 治疗的核心策略，临床研究已表明越早达到临床缓解或低疾病活动度的 RA 患者预后越好。2018 年《中国类风湿关节炎诊疗指南》结合我国现状，也强调了应该努力使 RA 患者在 6 个月内达到治疗目标，最终目的为控制病情、降低致残率、改善患者的生活质量。

要评价 RA 患者的治疗是否达标，需要有精确的疾病评价体系对临床缓解和疾病活动度进行评估。1981 年 ARA 制定的临床缓解的标准为：晨僵 < 15min；无疲劳感；无关节疼痛；

活动时无关节压痛或疼痛；无关节或腱鞘肿胀；女性血沉 < 30mm/h，男性血沉 < 20mm/h。但该标准需满足的条件较多，条件比较苛刻。此后陆续有多个改进的缓解标准被提出，目前常用于判断 RA 患者疾病活动度的指标包括 DAS28、SDAI、CDAI、RADAI、RAPID 及 Boolean 等标准，在国内外已被广泛接受和认可。其中，使用最广泛的是 DAS28，它把疾病活动度分为低、中、高三级，DAS28 ≤ 2.6 为缓解，DAS28 ≤ 3.2 为低活动度，DAS28 > 3.2 且 ≤ 5.1 为中活动度，DAS28 > 5.1 为高活动度。2010 年 ACR、EULAR 联合推出了更为严格的 ACR/EULAR 2010 缓解标准，即压痛关节数、肿胀关节数、CRP 水平及患者的整体评价（VAS）均 ≤ 1，或 SDAI ≤ 3。研究显示，达到 ACR/EULAR 2010 缓解标准的 RA 患者的关节功能优于达到 DAS28 缓解患者。在我国，2018 年《中国类风湿关节炎诊疗指南》指出，达标治疗需要满足 DAS28 ≤ 2.6 或 CDAI ≤ 2.8 或 SDAI ≤ 3.3，在无法达到以上标准时，可以以低疾病活动度作为治疗目标，即 DAS28 ≤ 3.2 或 CDAI ≤ 10 或 SDAI ≤ 11。疾病活动度的评价工具多样，临床医师可根据实际情况选择恰当的评估标准。而病情改善的评价则主要采用 ACR20、ACR50 和 ACR70 标准进行评估，它的特点是从多方面衡量病情改善程度，能够检测出病情的变化，体现治疗的效果。总而言之，近十余年来以临床缓解为目标的达标治疗理念及相关评估工具不断发展，对 RA 患者的临床管理具有里程碑式的意义。

第二节　治疗策略的进展

随着对 RA 病因和发病机制研究的深入，有关 RA 治疗的观点发生了深刻的变化，RA 的治疗策略近百年来革故鼎新。早期，由于人们对 RA 的认识不足，只能单纯从减轻症状这个方面进行治疗。20 世纪 40 至 60 年代，治疗 RA 使用最多的药物是阿司匹林。到 70 年代，一些新研制的 NSAIDs 得到了越来越多医生的认可，但当时对 RA 的认知和治疗存在很大的局限，认为 RA 是单纯的、可逆性的炎症反应，单独使用 NSAIDs 抗感染治疗已足矣。在随后的 30 年中，先后出现了 3 种主流的治疗方案，其本质是为不同类型的患者设立不同的治疗方案，使得 RA 的治疗策略日趋成熟和完善。较早提出的为"上台阶方案"，也叫"金字塔方案"，主张从使用一线药即 NSAIDs 开始治疗 RA，如果炎症不能得到控制或出现骨破坏时，再加用二线药即传统 DMARDs，若病情仍不能得到控制，则加用三线药即糖皮质激素。此方案存在既不利于早期控制疾病，也不利于及时阻止关节侵蚀的弊端，有延误病情之嫌，故更适用于病情较轻的患者。随后"上台阶方案"进一步演变，开始单用 1 种传统 DMARDs，如甲氨蝶呤或来氟米特，3 个月后进行评估，如达到低疾病活动度状态，则继续应用该药物；如达不到低疾病活动度，则加用另一种传统 DMARDs。再继续观察 3 个月，如达到低疾病活动度则维持目前 2 种传统 DMARDs 的用药方案，如达不到则再加用 1 种传统 DMARDs。

1989 年 Wilske 提出"下台阶方案"，也叫"倒金字塔方案"，特点是对病情较重的 RA 患者一开始就使用小剂量糖皮质激素，同时联合应用 NSAIDs 及 1 种以上的 DMARDs，以最大限度地发挥各种药物的不同作用，尽早控制病情，防止骨破坏，取得满意疗效后再根据病情的缓解情况逐步减药。激素作为过渡性用药，在 DMARDs 这类慢作用药起效之后即可逐步减量，直至停用，3～6 个月以后可停用 NSAIDs，DMARDs 用药则长期维持。"锯齿形方案"于 1990 年提出，适合病情反复波动的患者，主张尽早使用 DMARDs，在整个病程中连续使用 1 种或多种 DMARDs，使病情在 2 年内有所缓解，一旦药物失效或病情加重则更换其他 DMARDs，使病情再次缓解，如此反复，用药量亦可呈锯齿形变化。

近 20 年来，ACR、EULAR、APLAR 等多个国际风湿病领域的学术组织多次制定和修订了各自的 RA 诊疗指南，提出不同的治疗策略。我国在 2010 年发布了首个国内的 RA 诊疗指南，综合国际先进的理念和国情，总结出 RA 的三大治疗原则，即早期治疗、联合用药和个体化治疗。下面将围绕这三大治疗原则，结合历年国际指南，阐述 RA 治疗的进展变化及对我国 RA 诊疗的启示。

一、早诊断、早治疗是基础和前提

RA 的发生和发展是一个连续过程，精准认识疾病并给予早期规范化治疗是 RA 成功治疗的基础和前提。风湿病专家均意识到早诊早治的重要性，新的分类诊断标准及管理建议也在不断更新。在早期诊断上，2010 年 ACR/EULAR 新的分类标准代替了既往临床广泛使用的 1987 年分类标准，使 RA 的早期诊断率逐步提高。2012 年 ACR 推出的诊治指南提出了早期 RA 的基本概念，即病程小于 6 个月的 RA，促进了 RA 早期诊断的发展。2012 年 EULAR 的 RA 风险预测研究组提出了"临床前期 RA"的概念，认为 RA 的发生和发展涵盖 6 个阶段，包括遗传风险期、环境因素危险期、自身免疫紊乱期、关节疼痛期、未分化关节炎期及明确 RA 期，并将出现临床关节炎之前的 4 个时期统称为临床前期。临床前期 RA 概念的提出，使早期 RA 的分类诊断与治疗受到广泛的关注。在早期治疗上，早在 2002 年 ACR 就提出，任何确诊为 RA 的患者，如果存在进行性的关节疼痛、明显的晨僵或疲劳、活动性滑膜炎、ESR 和 CRP 持续高水平或影像学表现有关节损害，不论使用 NSAIDs 是否能充分缓解症状，都应在确诊后 3 个月内开始 DMARDs 治疗，并将 DMARDs 作为一线药物。由于早期滑膜炎性细胞和炎性因子较少，因而早期 RA 往往存在 3～6 个月的治疗"机会窗"，在"机会窗"内进行早期干预的获益最大，可更好地减缓甚至阻止骨质破坏，增加停药缓解的机会。多数临床试验和风湿病专家都支持早期积极治疗可以更好地改善 RA 结局的观点。一项治疗预后研究显示，治疗 3 个月后疾病活动指数改善越大，6 个月时疾病活动指数达到临床缓解的可能性就越大；治疗 3 个月后疾病活动指数改善 < 50% 的患者，6 个月时达到临床缓解的可能性低于 10%。2008 年起，对不同阶段的 RA 患者治疗策略的划分则更为细致，依据病程长短、病情活动度将

患者分层、分类，分别给予不同的治疗策略。该建议将患者按病程长短的不同进行了分类：＜6个月为早期，6～24个月为中期，＞24个月为晚期。在生物制剂的使用中，将早期病程进一步细分，根据病程＜3个月和3～6个月的不同而给出不同的建议，新的分期为早期治疗RA和控制病情进展赢得了时间。而2012年ACR则将病程简化为早期RA（病程＜6个月）和长病程RA（病程＞6个月），根据疾病活动度及有无不良因素确定治疗方案。对于早期RA，若为低度或中度活动不伴预后不良因素者，推荐DMARDs单药治疗；若为中度活动伴有预后不良因素者，推荐DMARDs双药或三药联合治疗（甲氨蝶呤/来氟米特＋羟氯喹＋柳氮磺吡啶）；若为高度活动不伴预后不良因素者，推荐DMARDs单药或羟氯喹＋甲氨蝶呤；若为高度活动伴预后不良因素者，推荐TNF-α抑制剂联合甲氨蝶呤或DMARDs，双药或三药联合治疗。2015年ACR则延续了早期RA和长病程RA的分类，推荐对早期及长病程RA患者，无论是何种疾病活动度，均首选DMARDs单药（推荐甲氨蝶呤或来氟米特），如经上述治疗效果不佳或无效，则需联合用药，推荐给予甲氨蝶呤联合生物制剂或DMARDs三联疗法。到2020年，ACR的治疗建议不再区分早期和晚期RA病程，而是根据不同疾病活动度进行选择。这是因为专家们越来越认同在进行治疗决策时，当前的疾病活动度、既往治疗方案及共病情况的重要性超过了疾病持续时间。在中高疾病活动度的患者中，指南推荐甲氨蝶呤作为首选DMARDs；在疾病活度较低的患者中，指南更倾向于羟氯喹，这是为了减少或避免甲氨蝶呤相关不良反应，体现出在药物选择上注重疗效的同时更加兼顾规避药物副作用。但不可否认，甲氨蝶呤仍然是 RA 药物治疗的主力。我国在 2018 年发布的诊疗指南也强调了早期规范化治疗的重要性，其中建议 RA 患者一经确诊，应尽早开始 DMARDs 治疗，推荐首选单用甲氨蝶呤，存在甲氨蝶呤使用禁忌时，可考虑单用来氟米特或柳氮磺吡啶，若单药规范治疗后仍未达标，则建议采取 DMARDs 联合用药。

二、联合用药是核心策略

联合用药是指同时使用作用机制不同或作用部位不同的药物以增强疗效，当单药治疗失败时，则应采用联合治疗方案。药物的联合应用已经成为治疗 RA 的国际共识，但需要强调的是联合治疗适用于病情较重、病程较长或有预后不良因素的患者，并不是每个 RA 患者都必须进行联合治疗。RA 的治疗药物主要有 NSAIDs、糖皮质激素和 DMARDs，DMARDs 又分为合成 DMARDs 和生物 DMARDs，合成 DMARDs 包括传统合成 DMARDs 和靶向合成 DMARDs。下面就常见的糖皮质激素及 DMARDs 的联合用药进展进行相关阐述。

1. 糖皮质激素

糖皮质激素具有强大的抗炎和免疫抑制作用，1948 年首次被用于治疗 RA，而后被广泛使用。但后来临床医生意识到糖皮质激素在 RA 治疗中是把双刃剑，只能缓解 RA 的症状而不能控制病情进展，且会带来感染、骨质疏松和心血管疾病等风险。不规范使用糖皮质激素所致的不良反应使其饱受质疑，据此，国际上风湿病专家们对 RA 治疗中糖皮质激素的应用达成了共识，即应遵循小剂量、短疗程、联合使用的原则。

糖皮质激素的不良反应与剂量及使用时长有关，小剂量、短疗程的应用既能更有效地改善患者的临床结局，又能将不良反应的发生风险降至最低。专家们一致认为，糖皮质激素使用的"小剂量"是指泼尼松 ≤ 7.5mg/d，个别病情较重的患者，尤其是合并肺、神经系统受累时，可酌情选用 10～30mg/d 的中高剂量。为了尽可能缩短糖皮质激素治疗的疗程，阻止激素依赖的形成，2021 年 ACR 指出，对于需要使用糖皮质激素才能维持达标的患者，建议加用或换用 DMARDs，而不建议继续使用糖皮质激素治疗。NICE 和 EULAR 还提到了糖皮质激素的"桥梁"治疗，即对部分中高疾病活动度的 RA 患者，在治疗起始阶段使用足够的 DMARDs 的同时，先短期地使用激素进行过渡以快速、有效控制关节症状，等待慢作用的 DMARDs 药物起效后再逐渐减停糖皮质激素。例如，2013 年 EULAR 就明确推荐将小剂量激素（泼尼松 ≤ 7.5mg/d 或其他等效剂量的糖皮质激素）作为 RA 起始治疗方案的一部分，但疗程最长不超过 6 个月。由于单独使用糖皮质激素治疗 RA 治标不治本、不良反应多，早已主张将糖皮质激素与 DMRADs 联合使用，如果病情能够持续缓解，减停药时应先减停糖皮质激素。多项临床研究证实将糖皮质激素与 DMARDs 联用比单用 DMARDs 能更快速地控制疾病活动度，并可减缓骨破坏进展。同时，在糖皮质激素治疗过程中，应注意补充钙剂和维生素 D 以预防骨质疏松。

一般认为，糖皮质激素适用于以下情况：

①伴有血管炎或重要脏器损害等的重症 RA；

②经足量、足疗程的 DMRADs 与 NSAIDs 联合治疗效果不佳；

③在 DMARDs 起效前作为"桥梁"治疗；

④有局部激素治疗（如关节腔内注射）指征。

尽管国内外指南反复强调糖皮质激素的规范化、合理化使用，但是我国糖皮质激素用药不规范的问题仍然很突出，比如使用时间过长、仅用糖皮质激素单一治疗等，因此在临床上仍需进一步规范糖皮质激素的使用，要求严格掌握其适应证、减停方案及注意事项，避免或减少副作用的发生。

2.DMARDs

DMARDs 的应用可以延缓或阻止关节骨质破坏，控制病情进展。2002 年 ACR 首次明确提出，传统 DMARDs 是 RA 治疗的一线药物。DMARDs 联合治疗是指使用 2 种或 2 种以上传统 DMARDs，或传统 DMARDs 与生物 / 靶向合成 DMARDs 联用，通过抑制免疫损伤的不同环节发挥作用，可明显增强疗效。研究也已经证明，采用联合应用治疗的 RA 缓解率明显高于单药治疗。

2008 年 ACR 建议中就罗列了有循证医学依据或应用较多的 DMARDs 联用方案，按疗效由强到弱依次为甲氨蝶呤联合来氟米特、甲氨蝶呤联合柳氮磺吡啶、甲氨蝶呤联合羟氯喹，而且提出了甲氨蝶呤、柳氮磺吡啶联合羟氯喹的三联方案，适用于中疾病活动度伴有预后不良因素的患者。自 20 世纪 90 年代以来，随着具有里程碑意义的 TNF-α 抑制剂的问世，RA 治疗跨入生物 DMARDs 时代。生物 DMARDs 迅猛发展，在临床中应用的比例也越来越高。2008 年 ACR 第一次提出生物 DMARDs 的使用建议，对高疾病活动度的患者建议应用 TNF-α 抑制剂联合甲氨蝶呤治疗，2010 年的 EULAR 也所见略同。2015 年 ACR 指出，对使用传统 DMARDs 单药治疗效果不佳者，推荐采用传统 DMARDs 双药联合或三药联合，或传统 DMARDs 联合生物 DMARDs 治疗。2015 年 APLAR 也不约而同地推荐了传统 DMARDs 双药联合或三药联合治疗，还特别指出应将甲氨蝶呤作为传统 DMARDs 联合治疗的锚定药。到 2021 年，ACR 摒弃了传统 DMARDs 的三联疗法，改用生物 DMARDs 和靶向合成 DMARDs 作为二线治疗，认为对于传统 DMARDs 单药治疗未能达标的患者，应使用生物 DMARDs 或靶合成 DMARDs 加上甲氨蝶呤。从治疗方案的演变就能看出，近年来以 JAK 抑制剂为主的靶向合成 DMARDs 的应用地位得到了显著的提升。根据国际上的指南及我国临床实践经验，我国专家提出了 DMARDs 的使用建议：单一传统 DMARDs 治疗未达标时，建议联合另一种传统 DMARDs 进行治疗；或一种传统 DMARDs 联合一种生物 DMARDs 进行治疗；或一种传统 DMARDs 联合一种靶向合成 DMARDs 进行治疗。研究证实生物 DMARDs 和靶向合成 DMARDs 更为有效和安全，它们的出现为重症患者带来了希望。尽管生物 DMARDs 和靶向合成 DMARDs 的应用正在我国逐渐展开，但数据显示，北美国家的生物 DMARDs 使用率为 50.7%，而我国生物 DMARDs

的使用率仅为 8.3%，所以生物 DMARDs 的适应证及规范使用还需要进行进一步的普及。

三、个体化治疗是重要途径

由于 RA 是复杂的异质性疾病，RA 患者的病情轻重不一，对药物的反应、耐受性，以及伴随疾病等均不相同，医生必须尽可能为患者选择在治疗效果及耐受性方面均最为理想的个体化治疗方案。个体化治疗是实现达标治疗目标的重要途径。

首先要做的是对患者进行分类管理，精准地制定个性化治疗方案。分类管理方式除上述的依据疾病活动度或病程长短对患者进行分层、分类以外，还可以通过评估预后不良因素和区分合并基础疾病的特殊人群等方式进行分类。2008 年 ACR 提出影响 RA 预后的 4 项指标，分别是 HAQ、RF 阳性和（或）抗 CCP 抗体阳性、关节外表现，以及影像学存在骨侵蚀。由于 RA 患者会出现关节外的其他组织和器官（包括皮肤、肺、心脏、神经系统、眼、血液、肾脏等）受累，发生率为 17.8%～47.5%，所以需要临床医生全面了解每位患者的主要病情和相关并发症，熟知可能会出现的药物反应。合并有其他基础疾病的特殊患者如何选择治疗药物、权衡获益风险比，也是个棘手的问题。2012 年 ACR 就对合并恶性肿瘤、合并肝炎、合并充血性心力衰竭这 3 类特殊人群如何使用生物制剂提出了建议。2015 年 ACR 进一步补充完善了对特殊人群生物 DMARDs 的使用建议，还将既往有严重感染史的患者纳入特殊人群，并给出相应的推荐意见。2020 年的 ACR 指南对合并脂肪肝、合并非结核杆菌肺病、合并皮下结节等的特殊人群也提出了 DMARDs 使用建议，可见 RA 个体化、差异化治疗越来越受到重视。

其次要严密监测病情，以及时评估病情变化并保证治疗的安全性。目前较为公认的监测期是起始治疗的前 3 个月，考虑到 DMARDs 起效时间长及初始用药易出现不耐受的情况，应每月都进行病情监测，若 3 个月后病情无改善或 6 个月后仍未达标，应调整治疗方案。中高疾病活动度的患者因 3 个月内即可出现明显的关节损害进展，故监测频率应为每月 1 次。持续低疾病活动度或达到临床缓解的患者可降低监测频率，每 3～6 个月监测 1 次即可。但在临床实际中可以看到，部分患者依从性差、易失访，按时复诊和监测病情存在困难。RA 虽然是慢性病，但若未及早干预和规范治疗，病情进展可以十分迅速，甚至累及重要脏器，因此发展慢病管理是十分必要的。成熟的慢病管理体系可以为患者进行用药、生活、康复等多方面的指导，提供个体化、全面、连续、主动的管理。有条件的地区和医院还可以搭建慢病管理信息数据库，实现与基层医院的数据共享，对就诊不便的患者实施远程管理。

尽管在 RA 达标治疗指导下的患者管理所带来的临床获益已得到广泛认同，但是目前国内 RA 达标治疗的实施现状不甚理想。我们呼吁临床医师加强贯彻达标治疗的理念，遵循早期治疗、联合用药、个体化治疗的三大原则，不断借鉴学习国际前沿动态和诊治进展。我们的共同目标是规范国内 RA 的临床诊治，提高诊疗水平，构建科学的慢病管理体系，给 RA 患者带去更大的福音。

参考文献

［1］中华医学会风湿病学分会.类风湿关节炎诊断及治疗指南［J］.中华风湿病学杂志，2010，14（4）：265-270.

［2］中华医学会风湿病学分会.2018中国类风湿关节炎诊疗指南［J］.中华内科杂志，2018，57（4）：242-251.

［3］American College of Rheumatology Subcommittee on Rheumatoid Arthritis Guidelines.Guidelines for the management of rheumatoid arthritis：2002 Update［J］. Arthritis Rheum，2002，46（2）：328-346.

［4］Saag KG，Teng GG，Patkar NM，et al.American College of Rheumatology 2008 recommendations for the use of nonbiologic and biologic disease-modifying antirheumatic drugs in rheumatoid arthritis［J］. Arthritis Rheum，2008，59（6）：762-784.

［5］Singh JA，Furst DE，Bharat A，et al.2012 update of the 2008 American College of Rheumatology recommendations for the use of disease-modifying antirheumatic drugs and biologic agents in the treatment of rheumatoid arthritis［J］. Arthritis Care Res（Hoboken），2012，64（5）：625-639.

［6］Singh JA，Saag KG，Bridges SL Jr，et al.2015 American College of Rheumatology Guideline for the Treatment of

Rheumatoid Arthritis［J］. Arthritis Rheumatol, 2016, 68（1）: 1-26.

［7］Fraenkel L, Bathon JM, England BR, et al.2021 American College of Rheumatology Guideline for the Treatment of Rheumatoid Arthritis［J］. Arthritis Care Res（Hoboken）, 2021, 73（7）: 924-939.

［8］Lau CS, Chia F, Harrison A, et al.APLAR rheumatoid arthritis treatment recommendations［J］. Int J Rheum Dis, 2015, 18（7）: 685-713.

［9］Smolen JS, Landewé R, Breedveld FC, et al.EULAR recommendations for the management of rheumatoid arthritis with synthetic and biological disease-modifying antirheumatic drugs［J］. Ann Rheum Dis, 2010, 69（6）: 964-975.

［10］Smolen JS, Landewé R, Breedveld FC, et al.EULAR recommendations for the management of rheumatoid arthritis with synthetic and biological disease-modifying antirheumatic drugs: 2013 update［J］. Ann Rheum Dis, 2014, 73（3）: 492-509.

［11］Smolen JS, Landewé R, Bijlsma J, et al.EULAR recommendations for the management of rheumatoid arthritis with synthetic and biological disease-modifying antirheumatic drugs: 2016 update［J］. Ann Rheum Dis, 2017, 76（6）: 960-977.

［12］Smolen JS, Landewé RBM, Bijlsma JWJ, et al.EULAR

recommendations for the management of rheumatoid arthritis with synthetic and biological disease-modifying antirheumatic drugs：2019 update［J］. Ann Rheum Dis, 2020, 79（6）: 685-699.

［13］Allen A, Carville S, Mckenna F, 等 . 成人类风湿关节炎的诊断和管理：NICE 指南更新概要［J］. 英国医学杂志（中文版）, 2019, 22（2）: 110-113.

［14］吕芳, 李兴福 .2010年美国风湿病学会联合欧洲抗风湿病联盟的类风湿关节炎分类标准解读［J］. 诊断学理论与实践, 2010, 9（4）: 307-310.

［15］谢文慧, 张卓莉 . 类风湿关节炎成功治疗的核心理念和发展［J］. 中国医学前沿杂志（电子版）, 2020, 12（11）: 1-3.

［16］劳志英 . 类风湿关节炎的3种治疗方案［J］. 中国新药与临床杂志, 1998（3）: 42-43.

［17］谢文慧, 张卓莉 . 类风湿关节炎治疗目标的研究进展［J］. 中华风湿病学杂志, 2019, 23（3）: 195-198.

［18］磨红, 马宗伯, 吴成龙 . 类风湿关节炎治疗研究进展［J］. 内科, 2017, 12（3）: 334-337.

［19］李小峰, 李雪飞 . 上下台阶策略在解决类风湿关节炎治疗过程中减药停药的有效方法初探［J］. 中华风湿病学杂志, 2014, 18（1）: 58-59.

［20］李雪, 苏茵 . 早期类风湿关节炎的诊断与治疗［J］. 中华内科杂志, 2020, 59（9）: 724-727.

［21］Strand V, Greenberg JD, Griffith J, et al. Impact of

Treatment With Biologic Agents on the Use of Mechanical Devices Among Rheumatoid Arthritis Patients in a Large US Patient Registry [J]. Arthritis Care Res (Hoboken), 2016, 68（7）: 914-921.

［22］Jin S, Li M, Fang Y, et al.Chinese Registry of rheumatoid arthritis（CREDIT）: II. prevalence and risk factors of major comorbidities in Chinese patients with rheumatoid arthritis [J]. Arthritis Res Ther, 2017, 19（1）: 251.

［23］风湿免疫疾病慢病管理全国护理协作组.类风湿关节炎患者的慢病管理专家共识（2014版）[J].中华风湿病学杂志, 2016, 20（2）: 127-131.

第四章

类风湿关节炎的中医认识

类风湿关节炎属于中医学"痹证"范畴，其也有"尪痹""顽痹""骨痹""鹤膝风""白虎""历节"等名称。

目前已知最早出现"痹"字的医学文献，是1973年底于长沙马王堆三号汉墓出土的帛书。在《足臂十一脉灸经》和《阴阳十一脉灸经》中有"疾痹""踝痹""足小指痹"等的记载，但这些珍贵的古籍并没有完整阐述"痹"的相关疾病概念，不过也由此证明了那时人们就已经认识到与"痹"相关的病理和症状。

中医学对痹证的认识最早见于约成书于春秋战国时期的《黄帝内经》(简称《内经》)，书中对其病因病机、证候特点、治疗、转归及预后进行了一定的描述。其中《素问·痹论》中写道"痹之安生？""风寒湿三气杂至，合而为痹"，意思是痹证是由于感受了风、寒、湿三种邪气而产生的，外在的邪气侵犯了人体，这是痹证的起源。而在《灵枢·百病始生》中又写道"风雨寒热不得虚，邪不能独伤人"，意思是风雨寒热这些外在的邪气，对正气充足的人来说是不足以致病的，但体虚之人却会为其所伤，说明了风、寒、湿诸邪是疾病发生发展的外部条件，而人体正气不足则是发病的内在因素。痹证的发病既有外因，又有内因，外因为标，内因为本，相互联系，相互作用，使类风湿关节炎表现得"纷繁错乱",复杂多变。另外,《内经》又将痹病分为三种类型,"其风气胜者为行痹,寒气胜者为痛痹,湿气胜者为着痹也",描述了感受不同邪气所对应的不同痹证类型,即风者善行数变则发为行痹,寒者凝滞收引则发为痛痹,湿者重浊黏滞则发为着痹。同时,《内经》还详细记载了痹病的治疗原则及疾病预后,如"寒痹益温"的概念,使用针刺、药熨等不同治疗方式,以及"其入脏者死,其留连筋骨间者疼久,其留皮肤间者易已"的不同疾病转归。由此可知,《内经》作为中医理论体系形成的标志,奠定了痹病的基本理论基础,从病名、病因、病机、证候、治疗、预后等方面进行了论述,对后世医家诊治类风湿关节炎起到了指导性作用。

到了东汉末年,著名医学家张仲景在《金匮要略》中提到了"湿痹""血痹""历节"等概念,其中指出"历节"是一种特殊的顽固性痹证,书中还创立了治疗历节病的方剂,如"诸肢节疼痛,身体魁羸,脚肿如脱,头眩短气,温温欲吐,桂枝芍药知母汤主之",再如"病历节,不可屈伸,疼痛,乌头汤主之",此中的桂枝芍药知母汤、乌头汤至今仍是临床上常用的治疗类风湿关节炎的经典且有效的方剂。

华佗的《华氏中藏经》中对痹证也有相应的论述,其在《内经》的基础上描述了风、寒、湿、暑(热)都能引发痹证,即四时邪气皆可致病,提出了"热痹"的名称。书中还写到,不但饮食起居可以致病,情志过激、劳伤过度也是引发痹证的重要原因,第一次提出了七情致痹说。另外,书中还描述了五脏分论、重视脉证合参等观点。

隋代巢元方的《诸病源候论》中写道"短气，自汗出，历节疼痛不可忍，屈伸不得是也"，描述了历节的症状表现。书中也十分重视气血、阳气在痹证发病过程中的作用，如"风湿气伤之，搏于血气，血气不行，则不宣，真邪相击，在于肌肉之间，故其肌肤尽痛"，如"风寒之客肌肤，初始为痹，后伤阳经，随其虚处而停滞，与血气相搏，血气行则迟缓，使机关弛纵，故风痹而复手足不随也"，又如"然诸阳之经，宣行阳气，通于身体，风湿之气，客在肌肤，初始为痹。若伤诸阳之经，阳气行则迟缓，而机关弛纵，筋脉不收摄，故风湿痹而复身体手足不随也"，都描写了气血、阳气如何致病引发痹证。

唐代医家孙思邈在《备急千金要方》《千金翼方》中继承并发展了巢元方关于痹证的病因病机学说，认为"诸痹由风寒湿三气并客于分肉之间……此内不在脏，而外未发于皮肤，居分肉之间，真气不能周，故为痹也"，提出风邪致病的新理解和风毒学说，为后世创立祛风解毒治痹法奠定了理论基础。王焘的《外台秘要》中的"白虎""历节"也可归于类风湿关节炎，"白虎病者，大都是风寒暑湿之毒，因虚所致，将摄失理，受此风邪，经脉结滞，血气不行，蓄于骨节之间，或在四肢，肉色不变。其疾昼静而夜发，发即彻髓酸疼，乍歇。其病如虎之啮，故名曰白虎之病也"，讲述了"白虎"病名的因由。

隋唐时期的诸多医家以临床实用为导向，结合痹证证候特点，提出了痹证的复合分类法，使其分类更加灵活，形成了相对完整而明确的痹证证候分类体系及治疗法则。此外，由于社会动荡、战乱频繁，百姓的身体健康受到严重伤害，一些疗效显著的外科法也开始得到诸多医家的青睐。

宋金元时期是痹证全面发展与创新的时期。在《太平圣惠方》《太平惠民和剂局方》中已经开始使用乌梢蛇、全蝎等虫类药物治疗痹证，相对于植物药治疗来说是一巨大的进展。而滋阴派创始人朱丹溪在《格致余论》《金匮钩玄》《丹溪心法》中另辟蹊径，以"痛风"命名痹证，并描述了不同类型"痛风"的症状表现，比如"两腿痛甚，动则甚痛"的寒痹之证，"痛有常处，其痛处赤肿灼热"的热痹之证，"四肢百节走痛"的行痹之证，以及"走注疼痛，或麻木不遂，或半身痛"的着痹之证。《丹溪心法》指出痹证以肢体关节酸楚、疼痛为主要症状，与痿证有着鲜明的区别，不能一概从风论治，形成了痹痿分论，为后世医家辨治痹证提供了方向，具有鉴别诊断的宝贵价值。

明代王肯堂的《证治准绳》将类风湿关节炎称为"鹤膝风""骨槌风"等等，其中膝关节肿大者称为"鹤膝风"，手指关节肿大者称为"鼓槌风"。清代叶天士则在《临床指南医案》中提出了类风湿关节炎的痰瘀痹阻证，形成了痹证"久病入络"的体系，其理论揭示了一般疾病发展的共同规律和邪气入深的共同通路，并指出其主要病理机制为络中气滞、血瘀或痰阻，同时在治疗上主张对久病之人运用清络宣通、虫蚁搜剔之法。而吴鞠通在《温病条辨》中对痹证的认识和治疗都独具一格，认为痹证寒湿固有，但热湿尤多，"湿聚热蒸，蕴于经络"而形成热痹、湿热痹，在治疗上重清利，创制了加减木防己汤，主张宣通肺气，通利下焦，湿热俱化，经络畅通。清代程钟龄在《医学心悟》中写道"复有患痹日久，腿足枯细，膝头肿大，名曰鹤膝风，此三阴本亏，寒邪袭于经络，遂成斯证，宜服虎骨胶丸[1]，外贴普救万全膏，则渐次可愈，失此不治，则成痼疾，而为废人矣"，描述了痹证日久而关节肿大、致人残疾的情形。王清任在《医林改错》中提出了痹证有瘀血的学说，认为"凡肩痛、臂痛、腰疼、腿疼，或周身疼痛，总名曰痹证……入于血管，痛不移处。如论虚弱，是因病而致虚，非因虚而致病。总滋阴，外受之邪，归于何处？总逐风寒、去湿热，已凝之血，更不能活"，同时提出了身痛逐瘀汤治疗痹证，为现代的活血化瘀法治疗痹证树立了典范。

在现代，"痹"有广义与狭义之别。广义的"痹"泛指人体因病邪痹阻而导致气血运行不利或脏气不宣所引发的各种病证；狭义的"痹"则指痹证，指因风寒湿热等邪侵犯人体导致气血运行不畅，主要表现为筋骨、肌肉、关节发生疼痛、酸楚、麻木及关节肿大等病变。焦树德教授在1981年12月举办的"中华中医学会内科分会成立暨首届学术交流会"上，以《尪痹刍论》提出以"尪痹"一词指代类风湿关节炎，指出尪痹是指以关节变形、肿大、僵硬、不能屈伸、筋缩肉卷、身体羸弱、骨质受损为主要表现的痹证，并对其病名、病因病机、治疗法则进行了系统论述。

纵观历代古籍及现代文献，可以认识到关于痹证的理论体系及治疗方法，自春秋战国到清代越来越趋向成熟、规范，对

---

[1] 虎骨现已禁用，下同。

后世的临床实践起到了重要作用。而现代医家在前人的智慧结晶的基础上，也总结出了一套更加细致的理论学说，使类风湿关节炎的中医认识与诊治得到不断的传承、创新和发展。

第五章

类风湿关节炎湿证与瘀证的
中医药传承与创新

第一节　类风湿关节炎湿证的
中医药传承与创新

一、湿证理论源流与传承

1. 湿的中医病因病机

湿为自然界六气之一，本指自然界多雨或潮湿的气候或环境状态。《说文解字》写道"覆土而有水，故湿也"，可知湿与土地有密切的联系。《素问·五常政大论》中"大雨时行，湿气乃用"和《素问·气交变大论》中"岁土太过，雨湿流行"则论述了因时空因素、气候变化、潮湿多雨所致之湿。《素问·五运行大论》言："湿以润之……中央生湿，湿生土，土生甘，甘生脾，脾生肉，肉生肺。其在天为湿，在地为土，在体为肉，在气为充，在脏为脾。其性静兼，其德为濡，其用为化，其色为黄……"，可见《内经》认为湿气能使在地之土气生长，土生甘味之稼穑，甘味可滋养脾气，脾气可使肌肉丰满。这里运用五行的"象思维"，取象比类，阐明了湿气的生理特性及湿与脾土之间的关系。

湿作为六气之一，具有润泽世间万物的功能。但六气的过和不及均可导致自然界的异常变化，如湿气太过则大地泥泞等。在中医学理论体系中，湿邪从生理状态到病理状态的发展变化的过程，可以类比为自然界中从正常自然气候到异常灾难性气候的变化过程。

《内经》根据"湿"的不同存在形式，将其分为"天之湿"和"地之湿"两类。天之雾气，为浊中之清，多伤于上；地之湿气，为浊中之浊，多伤于下。而根据湿的来源的不同，可以分为"外感"与"内生"。外湿常由大气中雾露雨湿过盛，或居处潮湿，或涉水冒雨，衣湿裹身而感，在正气虚弱的情况下，人体受外湿侵犯而引发疾病。内生之湿，多由饮食不洁，过食生冷寒凉，肥甘厚味，或饥饱失常，劳倦太过，耗损脾胃，收纳运化功能失调，水谷不化精微，气机受阻而转生。根据湿邪侵入人体途径的不同，有的从口鼻侵入人体，先入上焦，再逐次侵及中焦、下焦，如"湿之化气，多从上受"所言；有的由肌表侵入，依次传至经络、脏腑；有的则是直中，以直中中焦脾胃为多见，如《素问·至真要大论》所言"诸湿肿满，皆属于脾"。

脾为湿土，湿邪致病易犯脾胃，因此湿易直中中焦，但不独犯中焦，还可蒙上，"因于湿，首如裹"；水湿之性趋下，"伤于湿者，下先受之"。因此，湿邪致病部位弥漫、广泛，三焦皆可中病。此外，相对其他几种邪气而言，湿属重浊有质之邪，其性黏滞，致病多隐匿，缓而不觉，被察觉或显露时往往已久积矣。黏滞之性致使湿易阻遏气机，损伤阳气，致病以"郁滞"

为特征。综上，湿邪为中医学多种病证的致病因素，也是多种疾病的主要病因。

2. 湿邪与类风湿关节炎

类风湿关节炎起病隐匿，疾病早期常无典型的临床症状。而湿邪致病，往往也是在不知不觉中起病的，前期症状并不明显，难以察觉。湿邪因其黏腻重着之性易形成胶着状态，在体内留恋不已，祛之不易，病势迁延，缠绵难愈。类风湿关节炎作为一种慢性疾病，病变多持续进展、反复发作，这也契合了湿邪的致病特点。湿邪黏滞，在病机上表现为郁闭、结聚的特点，易阻滞气机。气为血帅，气不行则血不通，不通则痛，因而患者常表现为关节的反复疼痛。此外，"血不利则为水"，血液运行调达通畅与否也会影响津液输布功能。类风湿关节炎患者多有关节肿胀疼痛、酸楚重着，西医学认为是滑膜肿胀和关节腔积液所致，而中医学则考虑可能与上述病机相关。

此外，湿邪痹阻关节，营卫不行，卫外不固，风寒热等外邪乘虚侵入而发病。湿邪痹阻卫阳，筋脉失其温养，或湿邪郁久而化热，或湿阻营气不行，筋脉失其濡养而挛急，引起内寒、内热、内风等而致病。同时湿聚久可生痰，也可痹阻气血而生瘀。由此可见，湿邪与痹证有着密不可分的联系。虽然对于类风湿关节炎的发病来说，风、寒、湿、热、痰、瘀均为致病因素，但湿邪贯穿其病程始终，是类风湿关节炎发病的关键病因，而风、寒、热、痰等则出现在疾病的不同阶段。概言之，在构成痹证的众多因素中，湿当为主要原因，"无湿不成痹"。

3."无湿不成痹"的历史源流

（1）秦汉时期

春秋战国时期出现了标志着中医理论体系形成的《黄帝内经》，它不仅是这个时期具有总结性的医学典籍，同时也为痹证类疾病奠定了基本理论基础。《内经》首提"痹"之病名，《素问·痹论》中写道"风寒湿三气杂至，合而为痹"，认为痹证主要由风、寒、湿三气共同致病。"湿气胜者为着痹也"则强调湿邪合于肌腠之肌痹，提出了湿邪是痹证发病的外因之一的观点。

东汉末年，著名医学家张仲景也提出"湿痹"产生的原因为"风湿相搏"。虽并未在《金匮要略》中明确提出"痹"这一病名，但对其病因病机、临床表现等的记载散在于各篇章，其中《金匮要略·痉湿暍病脉证治》中的湿病部分主要论述了湿邪伤人肌肉筋骨关节之外湿的证候，由于湿邪重浊黏滞，常常痹阻肌表筋脉，进而导致营卫气血郁滞不通。每以发热身重、骨节疼烦为主证，常有"一身尽疼痛""背强"等表现，所以《金匮要略》所论湿病属于痹证范畴。

张仲景对本病的看法贯穿脏腑经络疾病的辨证论治思想。《金匮要略》中写道"太阳病，关节疼痛而烦，脉沉而细者，此名湿痹"，指出"湿痹"指由于外感湿邪，流注关节，郁遏阳气，筋脉失于温煦导致的以关节疼烦、重着不舒为主要表现特征的病证。又云"风湿相搏，一身尽疼痛，法当汗出而解，值天阴雨不止，医云此可发汗"，是指风湿病主要由风湿袭表，客于肌腠关节，卫外之气痹阻所致，故以"一身尽疼痛"为主要临床表现，遇阴雨不止之时，外湿更甚，则疼痛更加剧烈。

《金匮要略·中风历节病脉证治》篇所述中风、历节二病，均属于痹证范畴，相关论述如"诸肢节疼痛，身体魁羸，脚肿如脱，头眩短气，温温欲吐，桂枝芍药知母汤主之""病历节，不可屈伸，疼痛，乌头汤主之"，其中桂枝芍药知母汤主治历节病之风湿偏盛者，而乌头汤主治历节病之寒湿偏盛者。此外，《金匮要略》还创立了诸多治痹经方，如麻黄杏仁薏苡甘草汤、桂枝附子汤、黄芪桂枝五物汤等，至今仍为临床所用。

（2）唐宋金元时期

唐代王焘在《外台秘要》中首次提出了本病的外因，即"大者是风寒暑湿之毒，因虚所致，将摄失理，受此风邪，经脉结滞，血气不行，蓄于骨节之间，或在四肢"。此所谓"风寒暑湿之毒"，既指一般外感六淫邪气，也可解释为具有很强致病力的风寒暑湿之气。

唐以前医家多遵循《内经》之言，认为风寒湿杂至而为湿痹。延至宋代，《太平圣惠方》《圣济总录》等在风寒湿痹之外又另立热痹一门，认识到"痹"也有湿热为患，清热解毒利湿之法始露端倪，对后世影响颇深。

金代医家张子和提出"湿热为源，风寒为兼"，认为湿热是本病产生的主要因素，强调了外邪致病的重要性。由此可见，外感邪气是湿痹发生的主要因素，此为历代医家之共识。

金元时期滋阴派代表医家朱丹溪在类风湿关节炎的病因、治疗方面都有一定贡献，他弃"痹证""历节病""白虎病"之名，而另立"痛风"一门，阐述了对类风湿关节炎的认识。《丹溪心法·痛风》中指出，"湿痰浊血流注"可致"痛风"，在治疗用药方面特别注重气血痰郁，多以祛湿除痰、疏通气血的药物为主。

（3）明清时期

在对痹证病因病机的认识方面，叶天士认为暑湿亦可致痹。长夏时令，暑湿较盛，四肢痹痛为湿邪困阻四肢，不饥不食为湿邪滞留脾胃，叶氏以"微通其阳"为法治之。"微通其阳"即《金匮要略》中治风湿"但微微似欲出汗者"的微汗法，叶氏以此法治疗长夏湿盛气阻的痹证。暑热致痹，多由外感暑热之邪，与水谷内蕴湿热之邪相合所致。叶天士认为治疗上若单纯以辛解宣通之剂治之，则外感之邪去，内蕴之湿热留而不去，故治疗上应重视"阳明气爽"，用辛温宣通法发散外来之邪，清利湿热法治疗在里之湿热邪气，表里双解治疗暑热痹。

吴鞠通在《温病条辨》中发展和补充了前人对痹证病因的认识，提出"痹之因于寒者固多，痹之兼乎热者，亦复不少""大抵不越寒热两条，虚实异治""寒痹势重而治反易，热痹势缓而治反难"等观点，并对"湿痹""暑湿痹"的病因病机证治进一步进行了论述。《温病条辨》之"湿痹"和"暑湿痹"，实际上皆是"湿热痹"，其病因被明确认为是"湿聚热蒸，蕴于经络"。吴氏等认为痹证之中"寒湿固有，热湿尤多"，湿热痹占痹中之多数。湿热二邪相合，是导致湿热痹形成的最主要原因。两邪可以停聚于经络，也可以停聚于脏腑。湿热壅滞，表现为疼痛、跗肿，也就是今天所说的关节红肿热痛，都是湿热壅滞的主要临床表现。吴氏在继承前人学术思想的基础上对湿热痹的认识又有了一定发展，其中对吴氏影响最大的要数叶天士，其有言"吾吴湿邪害人最多"，可见湿邪作为在痹证中最易见的病邪常兼夹热邪共同为病。

清末著名医学家郑钦安论痹以病因病机为纲，在继承经典学说的基础上，又提出了湿热伤阴致痹等新的观点。素体阴虚阳旺者，过食醇酒厚味，湿热毒邪流入下焦关节处，运行不畅，郁遏而红肿，日久不愈，化热伤阴，发为痹证。治疗方面应以养阴清热为法，兼理气除湿。

二、岭南类风湿关节炎湿证研究实践中的传承和创新

岭南地处北回归线两侧，是较接近赤道的地带，主要包括海南、广西、广东等地，是岭南医学的发祥地和学术中心。岭南地区海拔较低，南临南海，属亚热带海洋性气候，每年降雨量多，且常年温度较高，炎热熏蒸水湿，常年以雾气弥漫其中，因此岭南病证也多以湿为中心。岭南地区的人们外受湿邪，加上多食瓜果、鱼蟹等阴湿性寒之品，内外湿邪交加，流连于筋骨关节，易发为痹病。

也正是由于岭南特殊的地域气候与中医风湿病有着密切的联系，源远流长的岭南医学在治疗湿痹上有着深入的认识和丰富的经验理论，历经时代的更迭、变迁和发展之后，逐渐形成了有特色的岭南治痹经验，国医大师邓铁涛教授就是著名的中医大家，后来涌现出了以陈纪藩、邓兆智、沈鹰等为代表的岭南风湿病医家。

1. 邓铁涛

首批国医大师邓铁涛教授擅长内科杂病的诊治，在治疗痹证时重视化湿。他认为岭南之地气候潮湿炎热，每年雨季长达半年或更长，千百年来逐渐形成了岭南人的特有体质，即脾气虚弱兼有痰湿。湿易与热合而成湿热之邪，故痹证多为湿热痹。邓老治疗痹证擅用藤类药辨证加减，常以络石藤、忍冬藤、鸡矢藤治疗湿热痹，或加豨莶草、威灵仙、白鲜皮等来清热化湿，疏风通络；对寒湿偏重的痹证常用海风藤、伸筋草等，或加蚕砂、木瓜、伸筋草以祛风除湿，舒筋活络。无论何类痹证，均以化湿为常法，根据辨证选用诸多藤类药，很少用及附子、乌头之类的大辛大热之品。

2. 陈纪藩

全国老中医药专家、广东省中医风湿病重点专科专病学术带头人陈纪藩教授长期从事痹证的临床研究，在痹证的诊治方面积累了丰富的临床经验。他认为痹证的产生关系到正邪两方面，正虚是痹证发病的根本内因，多种病邪交错是其病机特点，而除湿为治疗之第一要务，理应贯穿痹证治疗的始终。在祛湿药的使用上，陈老主张以淡渗利湿药为主，如茯苓、薏苡仁、泽泻、萆薢、茵陈等，当慎用辛燥之品，因辛燥走窜之品易伤筋脉，湿虽去而津亦伤，不利于关节功能的恢复。同时他强调固护脾胃，"脾健湿邪可去，气旺顽麻自除"。类风湿关节炎患者久服西药，伐伤脾胃，此外久病耗伤脾气，脾为后天之本，气血生化之源，脾胃健，则气血旺，脾胃一败，药石妄投，应先健运脾胃，以利药食吸收，可予四君子汤加用砂仁、海螵蛸、麦芽、陈皮、法半夏等健脾行气和胃，同时可少佐祛风湿之品，如桂枝、防风等。

3. 邓兆智

全国知名风湿病专家邓兆智教授认为，痹证的发生是由先天禀赋不足或素体正气亏虚，在感受风寒湿邪后，邪气痹阻，气血不行，阴阳失衡，筋骨脉络瘀阻失养所致。其疾病特点总体不离"虚、寒、湿、瘀、久、变"六字，故其总的治疗原则以扶正祛邪为主。邓教授因地制宜，认为岭南地区气候湿热，湿热之邪易侵犯人体而致痹，故在急性活动期强调以清热解毒利湿为主，在用药方面也结合岭南气候特点及岭南患者体质特点来选择，认为岭南地区多湿热，不宜使用大辛大热的乌头，而常加用细辛、制马钱子等以散寒止痛，以及姜黄、羌活、独活等以祛风除湿。

4. 何羿婷

何羿婷教授是广东省中医院风湿科主任中医师，从事风湿病诊疗工作 20 余年，师从名老中医焦树德教授。何羿婷教授在继承焦老的理论基础之上，结合广东地区的地域特点，认为岭南痹病临证治疗时，在补肾祛寒的基础上也应注重健脾祛湿。因广东地处沿海地区，常年气候潮湿，寒湿或湿热之邪易侵犯人体而致病，加之广东人自幼喜饮凉茶冷饮，寒凉之品易导致脾虚生湿，故湿邪为岭南痹证致病之首要。考虑湿邪黏滞，在药物配伍上应注重使用健脾益气、行气和胃之药，如陈皮、厚朴、木香、砂仁等以促进运化。另外，治痹之药大多辛温燥烈，久服多损伤脾胃，配伍时应注重顾护脾胃，加以健脾养胃之品，如当归、砂仁、陈皮、炙甘草等。

参考文献

[1] 许慎.说文解字［M］.北京：中国戏剧出版社，2008.

[2] 佚名.黄帝内经［M］.内蒙古：内蒙古人民出版社，2008.

[3] 张仲景.伤寒论［M］.北京：中国医药科技出版社，1991.

[4] 章浩军，范文东，余裕昌.《伤寒论》湿病证治规律研究［J］.江西中医学院学报，2009，21（6）：7-9.

[5] 范永升.金匮要略［M］.北京：中国中医药出版社，2003.

[6] 王焘.外台秘要［M］.北京：人民卫生出版社，1955.

[7] 张从正著，王雅丽校注.儒门事亲［M］.北京：中国医药科技出版社，2019.

[8] 朱震亨.丹溪心法［M］.北京：人民卫生出版社，2005.

[9] 叶桂.温热论［M］.北京：人民卫生出版社，2007.

[10] 吴鞠通.温病条辨［M］.北京：人民卫生出版社，1963.

[11] 郑寿全.郑寿全医学三书［M］.太原：山西科学技术出版社，2006.

[12] 路志正，焦树德主编.实用中医风湿病学［M］.北京：人民卫生出版社，1996.

[13] 唐铁军.邓铁涛教授运用岭南草药经验介绍［J］.新中医，2003，35（5）：7-8.

[14] 林昌松，关彤，刘晓玲，等.陈纪藩治疗类风湿关节炎临证经验述要［J］.中医药学刊，2004，22（2）：214-216.

[15] 刘清平，陈宗良.陈纪藩教授治疗痹证经验［J］.四川中医，

2001，19（1）：5-6.

[16] 叶雪英，邓兆智．邓兆智教授治疗类风湿性关节炎经验介绍 [J].现代中医药，2006，26（1）：6-7.

[17] 何晓红，徐侦雄，何羿婷．何羿婷教授治疗类风湿关节炎临床经验介绍 [J].中华中医药杂志，2013，28（7）：2040- 2042.

第二节 类风湿关节炎血瘀证 中医药传承与创新

一、瘀证理论源流与传承

1.血瘀证的历史源流

"瘀"字，最早可追溯到战国时期《楚辞》，如宋玉《九辩》言"形销铄而瘀伤"。而东汉许慎所编撰的首部汉文字典《说文解字》中对"瘀"进行了解释，称"瘀，积血也。从疒於声"。中医学中"瘀"也是积血之义，但可分为两方面内容：其一是指血行不畅，血行于脉，本当流通畅行，但在致病因素（如气虚、气滞、寒、热等）作用下，血液不能畅行于脉络，即血流受阻，运行迟滞，甚至积结不行而成瘀；其二是指离经之血，血既离经但积于体内即为瘀，于人体而言无益有害。

血瘀学说是中医理论体系的重要组成部分，其发展脉络可谓始于《内经》，成熟于明清，发展于当代，详述如下。

（1）春秋、秦汉时期：血瘀理论的起源与初步形成

《黄帝内经》成书于春秋战国时期，是对中医学的全面总结，尽管书中并未出现"瘀血""血瘀"等概念，但对血瘀证的形成、证候及诊治都进行了详尽的阐述，书中"血泣""凝血""恶血""脉不通"等名词其实便是血瘀之义，比如《素问·五脏生成》言"卧出而风吹之，血凝于肤者为痹，凝于脉者为泣，凝于足者为厥"，明确指出风寒外邪侵犯经脉，留滞不同局部，进而导致气血运行受阻，血液凝滞，这是对血瘀生成的病因病机解释。此外，《内经》对"瘀血"的治疗也提出了相应的原则，比如《素问·阴阳应象大论》载"定其血气，各守其乡，血实者宜决之，气虚宜掣引之"，这段文字指出，审察疾病需确定病邪在气还是在血，血实者宜用泻血之法，气虚者宜用导引之法。再如《素问·调经论》载"血有余，则泻其盛经，出其血；不足，则视其虚经，内针其脉中，久留而视；脉大，疾出其针，无令血泻""视其血络，刺出其血，无令恶血得入于经，以成其疾"，指出针对血有余的情况应泻其充盛的经脉，以出其血，使"瘀血"化去。泻下、消导等法至今仍然是医家常用的治疗"瘀血"的重要方法。《内经》这部伟大的医学著作虽然始终未提及"瘀血"一词，但该书对"瘀血"的病因病机和诊治分析已经达到了较高水平，中医体系里的血瘀学说可谓源于《内经》。

东汉时期，医圣张仲景将《内经》的血瘀学理论应用于临证实践，创制了活血化瘀方剂，奠定了血瘀学理法方药系统理论的基础，如在其所著的《伤寒杂病论》中载"病人胸满，唇

痿舌青，口燥，但欲漱水不欲咽，无寒热，脉微大来迟，腹不满，其人言我满，为有瘀血"，这里提出了"瘀血"这一重要临床概念，并详细描述了血瘀证的一些症状和舌脉表现，其中"唇痿舌青"至今仍为血瘀证诊断的主要客观指标之一。同时，张仲景通过临证实践，总结了瘀血的治疗原则，制出许多有效方药，比如桃核承气汤、鳖甲煎丸、矾石丸、下瘀血汤、大黄䗪虫丸、桂枝茯苓丸等方剂，为血瘀证的诊治提供了临床依据。

（2）晋唐时期：血瘀理论的探索阶段

该时期的医家在《黄帝内经》《神农本草经》《伤寒杂病论》等中医经典的基础上，进一步探索了血瘀的病因、病机、证候及临床用药，因此该时期涌现出了许多具有代表性的医家医著，为血瘀证系统理论的形成作了积累。

葛洪所著《肘后备急方》是一部集大成的急救医方书，记载了常见病证的简便急救疗法及多种中药的使用方法。其中，葛洪经过临证实践检验，逐渐认识到川芎的行气活血化瘀之功、当归的养血活血之力，擅用川芎治疗头风病，用当归治疗心痛，并运用有活血化瘀作用的酒来送服。现如今川芎、当归已成为活血化瘀法治疗痹证等疾病的常用药。

王焘撰《外台秘要》，书中载有莘荑丸、脚气散等药方，诸方中大都选用了丹参、川芎、牛膝、当归等活血化瘀通络之品，体现了唐代以前的医家对活血化瘀药物作用的深入了解。

蔺道人所著《仙授理伤续断秘方》为我国现存最早的中医骨伤科专著，推动了我国骨关节科治疗的发展。书中记载方剂共46首，方中多为活血化瘀之药，比如骨碎补、川牛膝、没药、乳香、血竭、莪术、川芎、当归、续断、五灵脂、红花、苏木、赤芍、泽兰叶、桃仁、蒲黄等，至今仍为风湿骨关节科常用药物。书中曰："合药断不可无乳香、没药。若无没药，以番降真代；血竭无，亦用此代。"乳香善透窍以理气，没药善化瘀以理血，二者合力，则活血化瘀之效倍增，故后世医家常将此二药并用。由此可见，蔺道人优化了活血化瘀药物的临床搭配应用，丰富了血瘀学理论。其所创制的方剂如大活血丹、四物汤等仍是今天治疗痹证、伤科等多学科疾病的主要方药。

（3）宋元时期：血瘀理论的扩展和丰富

这一时期的医家善于将活血化瘀法用于治疗各种杂病，如《太平惠民和剂局方》中记载用失笑散治疗心胃痛。此方用药仅仅二味：五灵脂甘温走肝，行气散瘀；蒲黄辛平入肝，行血消瘀。二药相合，活血行气，祛瘀而不伤正。再如陈言所著《三因极一病证方论》，以小三棱煎治疗癥瘕。此方用药仅三味：三棱、莪术、芫花，三药合力，破血逐瘀。再如该书载："病者或因发汗不彻，及吐衄不尽，瘀蓄在内，使人面黄唇白，大便黑，脚弱气喘，甚则狂闷，皆瘀血所致，治之各有方。"陈氏以"犀角地黄汤"[1]治之，该方已成为治疗热入血分证的经典方。许叔微所撰《普济本事方》，用铁弹丸（乳香、没药、五灵脂、麝香）治疗一切瘫痪。

简而言之，宋代医家在血瘀证的遣方用药方面十分精简、确切、凝练，为后世血瘀理论的逐步形成与完善奠定了基础。

---

[1] 犀角现已禁用，下同。

而至金元时期，流派众多，以四大医家为代表的各医家皆从不同角度对血瘀学说有所补充，使活血化瘀法引申到外感等多个领域。

刘完素为寒凉派的倡导者，但其在"六气皆从火化"的基础上，阐明了热邪、燥邪也可致瘀的特点。此外，其所著《伤寒直格》与《伤寒标本心法类萃》沿袭伤寒学说，但亦有个人见解。例如，二书中关于"血证"的论述有"……大便虽硬而反易不难也，其色黑者，有蓄血也；或无表里证，但发热日深，脉虽浮者亦可下之；或已下后，脉数，胸热，消谷善饥，数日不大便者，有瘀血也，并宜抵当汤下之""伤寒有热，小腹满，小便自利者，为有血也，当下，未敢用汤，用抵当圆（丸）最为稳当。太阳病不解而蓄热下焦，先以桂枝解表，已而下血，宜桃仁承气汤，或抵当圆（丸）攻之。伤风，汗、下不解，热郁经络，随气涌泄为衄，或清道闭，流入胃脘，吐出清血及鼻衄，吐血不尽，余血停留以致面黄，大便黑，犀角地黄汤。发狂加黄芩、大黄"。这里提示即使都是血瘀证，也要根据患者不同的血瘀证病因、病机、轻重而选择不同的活血化瘀方药及剂型。

张从正创汗、吐、下三法，著有《儒门事亲》，提出了"气血流通不贵"的论点。他认为下法有"癥瘕尽而营卫昌，不补之中，有真补者存焉"的作用，即血脉里的瘀血祛尽了，血脉流通，营卫之气也就自然得到了保养，更加旺盛。

李东垣著有《脾胃论》《医学发明》，提出"补土以调和气血"的观点，常常将活血化瘀法与补气、行气等法相融，尤擅长用复元活血汤治疗血瘀诸证，以通气血，通血脉。其书中尚载有当归和血散用以治肠澼下血，湿毒下血，由川芎、青皮、槐花、荆芥穗、熟地黄、白术、当归身、升麻组成。

朱丹溪创"阳常有余，阴常不足"之说，以治痰闻名，实际上在治痰的同时也十分注意理气活血、和血。他擅长用香附、桃仁、牡丹皮、大黄、当归、川芎、红花等活血化瘀之品治疗一切瘀血为痛之证。在论述痹证时，首先把瘀归因于血热，后加风冷。例如，《丹溪手镜·痹》论述"风寒湿三气合而成之。寒气胜为痛痹，寒则阴受之，故痛而夜甚。湿气胜者为着痹，着于肌肉不去。风气胜者为行痹，风则阳受之，走经而且甚。脉迟则寒，数则热，浮则风，濡则湿，滑则虚。治法各随其宜"，这与《脉因证治·痹》中对痹证的论述大抵是一致的，"风，风为行痹，风性善行。寒，寒为痛痹，寒主收引。湿，湿为着痹，湿本重滞。三气致痹之原，或外兼他患有之。若舍此而能痹，未有也"，论其"证"者，"其合而为痹也。以冬遇者骨痹，春遇者筋痹，夏遇者脉痹，长夏遇者肌痹，秋遇者皮痹，久而不去，内舍五脏之合，待舍其合，难治矣"。

（4）明清时期：血瘀理论的成熟阶段

王肯堂所著《证治准绳》被誉为集明代以前之医学大成、明代医书之冠，该书专设"蓄血篇"对血瘀学说进行论述。王肯堂认为，生活起居失宜可以致瘀生病，故增设该篇。"蓄血篇"是关于血瘀论的最早专篇论述，提高了血瘀在病因学中的地位，丰富了血瘀学说。明末医药学家李时珍在《本草纲目》中收载了大量活血化瘀药，也专设有"瘀血"专篇，是对前人药物分类思想的巨大突破。

　　清代叶天士著有《临证指南医案》，尤其重视"久病入络"之说。他认为病程若久，气血运行不利，必有瘀血。临证中，他对于痹证、痛证、郁证、积聚等许多疾病，多采用活血化瘀方法进行治疗。在药物选择方面，他常用当归、桃仁、川芎等活血化瘀之品。此外，他认为虫类有迅速飞起、移动之性，可使血无凝着，善用土鳖虫、水蛭等虫类药物活血通络。

　　吴鞠通亦立法活血化瘀，组方化癥回生丹，方中多采用活血化瘀药，并列出诸多临床适应证，如癥结、血痹、妇女实证干血劳、左胁痛、痛经、经闭、跌仆死血腰痛、产后瘀血、金疮棒疮之有瘀滞等多种瘀血证。

　　王清任所著《医林改错》被当代学者认为"实际上是一部活血化瘀的专著，对血瘀学说与活血化瘀治则具有十分重要与深远的意义"。王清任对气血理论有新的见解和发展。他主张"治病之要诀，在明白气血"，认为血瘀与气虚有着密切的关系，"元气既虚，必不能达于血管，血管无气，必停留内瘀"。他提出了补气活血的治则，创补阳还五汤，至今仍为治疗中风半身不遂和痿证的著名方剂。王清任认为，应根据瘀血的不同病位给予不同的治疗方剂，比如通窍活血汤用以治疗头、面、四肢之血瘀证，血府逐瘀汤用以治疗胸中血瘀证，膈下逐瘀汤用以治疗上腹部血瘀证。他还据临证经验，提出活血化瘀药物的选择和加减使用方法。例如，瘀在胸部者，宜重用赤芍、川芎，佐柴胡、青皮；瘀在脘腹部者，重用桃仁、红花，加乳香、没药、乌药、香附；瘀在下肢者，重用牛膝，加桑寄生；瘀阻肺气上逆者，加三七、旋覆花；瘀积而肝肿胁痛者，加丹参、郁金、䗪虫、九香虫；瘀积肝脾肿硬者，加三棱、莪术、制大黄或水蛭、蛀虫等。王清任在总结治痹经验时提出"总滋阴，外受之邪归于何处？总逐风寒、去湿热，已凝之血，更不能活"，明确提出以活血化瘀法治疗骨痹，并将其推广到临床实践中。王清任丰富了血瘀理论，创制了许多有效方剂，指导了不同血瘀证的诊治，为血瘀学说的发展作出了特殊贡献。

唐容川著《血证论》，详细论述了各种血证治法，并强调化瘀法的重要性。唐容川认为"瘀血不去，则新血断无生理"，因此，必须及时祛除瘀血，方能使新血迅速生长。此外，瘀血还可阻滞气机，导致疼痛，日久天长，可形成一系列合并证候。"血证气盛火旺者十居八九，当其腾溢而不可遏，正宜下之以折其势。""仲景阳明证有急下存阴法……血证火气太盛者，最恐亡阴，下之正是救阴，攻之不啻（只）补之矣。"唐氏认为攻法是治疗血证的重要方法，既能平腾溢之气，又能存耗散之阴。唐容川认为和法与补法也是血证治疗必不可少的方法，比如在各种血证中，兼表证的和肺气，兼里证的和肝气、调中气。此外，还有补阴和阳、补阳和阴、祛瘀和血、泻水和气等，都是和法的不同形式。在补法中有补肺、补脾、补肾的区别。以阴阳而论，血证中以补阴为多，十之八九。但补法也不可任意施行，一定要在邪气尽去、瘀血已除的基础上进行，否则会生关门留寇之弊。

张锡纯是近代中西医汇通的代表人物之一。在活血化瘀方面，张氏曾认真研究并创制了活络效灵丹等有效的活血化瘀方剂。张氏认为，此方能治疗气血凝滞、心腹疼痛、内外疮疡、一切脏腑积聚、经络湮淤。

（5）民国至现代时期：血瘀理论的发展深化

众多医家从理论和临证实践方面，在继承前人经验的基础上，经过卓绝探索，积累了丰富的临床经验，加之中西学术汇通，让中医学得以继承与发扬，中医学在临床各科诊治、药物学与方剂学研究、经典著作、医籍刊行等诸方面，均取得了重要突破与进展，这不仅促进了中医药事业迅速全面的发展，同时也使中医血瘀学说得到了突破性的进展和完善，从而构建了系统的、科学的中医血瘀学说理论体系，随之涌现出了许多中医大师，其中不乏擅长活血化瘀之医家，如焦树德教授。焦树德，当代著名中医学家、教授，临证数十年，具有丰富的临床经验，在活血化瘀方面尤有独到见解。焦老认为，活血化瘀药能治疗因血瘀停滞或血行失畅导致的诸如类风湿关节炎等各种疾病。但是，运用活血化瘀药物时，必须考虑到产生瘀血的原因和各方面因素，因而他特别强调一定要结合辨证论治的原则进行整体考虑、全面分析，针对病情灵活运用药物，这体现了中医学的整体观念和辨证论治思想。焦老认为，活血化瘀药有时也可用于没有明显瘀血证候的疾病，这是利用这类药物增强气血流行的作用，以达到治疗疾病的目的，正如前人有"治风先治血，血行风自灭""活血透疹""活血解毒"等宝贵经验。

概而言之，中医血瘀学说理论始于《内经》，奠基于医圣张仲景，经魏晋以来历代医家的不断探索，不断积累，不断丰富，不断推进，至明清时较为成熟。数十年来随着中医药科学研究工作的不断发展和深入，人们对血瘀证及活血化瘀治法的认识不断深入，对于活血化瘀机制的研究也更加深入，活血化瘀治法的应用范围也逐渐扩大，中医血瘀学说不仅在临床实践中得到了充分的证明，还在理论上形成了独立、完整的体系，从而使血瘀学说成为一门独立学说，成为中医学的重要组成部分。

2. 血瘀证与类风湿关节炎

中医学认为，类风湿关节炎属于"痹证"范畴，如"尪痹""顽痹""骨痹"等，针对不同的疾病状态也有"鹤膝风""白虎""历节"等别称。《医宗必读》云"治风先治血，血行风自灭"，表明风致血不行；而寒性凝滞，寒邪入侵后客于经脉，使经脉收引，血行涩滞，可致瘀血；热邪循经入血，热盛则伤津耗液，也可使血液黏稠凝滞，瘀阻经脉。湿性黏滞，日久生痰，痰阻经络则气血不行，进而痰湿血瘀交结。而久病气血不足，正气虚弱，血流迟缓，终致瘀血。因此，在类风湿关节炎病程中，风寒湿虚等邪均可导致血瘀的产生。

从临床表现来分析，类风湿关节炎主要表现为外周关节酸痛、肿胀，关节周围出现皮下结节或瘀斑。唐容川曰："凡是疼痛，皆瘀血凝滞之故也。"瘀久化热可见有低热、关节红肿等表现。久病瘀阻经络，脉络不通而屈伸不利，关节僵直，与类风湿关节炎的表现十分相符。"若瘀血不去，则新血不生"，气血失养、脏腑功能失调，合为五体痹，累及其他脏腑。"血不利则为水"，血瘀可致肢体肿胀，浆膜腔积液。这是类风湿关节炎累及内在脏器的机制所在。

再者，类风湿关节炎中的骨破坏属于"痹证"中的"骨痹"，而血瘀便可促进骨痹的发展。《素问·长刺节论》云："病在骨，骨重不可举，骨髓酸痛，寒气至，名曰骨痹。"《圣济总录·骨痹》载"病名曰骨痹，是人当挛节也。夫骨者肾之余，髓者精之所充也。肾水流行，则髓满而骨强"，提出了肾对骨痹的影响，然"骨损而非独责之于肾"，血瘀也是非常重要的因素。清代王清任总结治痹经验时提出"总滋阴，外受之邪归于何处？总逐风寒、去湿热，已凝之血，更不能活"，明确提出以活血化瘀法治疗骨痹的重要性，并将其推广到临床实践中。现代风湿病大家焦树德老先生认为，瘀血阻滞是类风湿关节炎基本的病理特征，也是促进骨痹发展的重要病因病机。

二、岭南类风湿关节炎瘀证的传承和创新

1. 邓兆智

邓兆智教授治疗风湿病的基本思想是"辨证求因，审因论治"，她认为类风湿关节炎初期（急性活动期）以邪实为主，证型以寒热错杂者居多，故治疗应以疏风散寒、清热祛湿为主。而对于中晚期患者，邓教授认为痹证迁延难愈，反复发作，久病伤及气血，使机体气血亏虚，日久邪气入络而成瘀血。这类患者肝肾、气血俱虚，兼有痰瘀阻络，在临床治疗应虚实结合，以益气养血、补益肝肾、活血通络、化痰祛湿为主，常用独活寄生汤加减，因本病中晚期病邪深入经络骨髓，非走窜之物不能搜风通络，故喜用蜈蚣、全蝎、土鳖虫等虫类药。对于痰瘀痹阻日久，关节畸形，活动受限者，善

用穿山甲[1]、皂角刺、赤芍等破血行瘀之品。此外，邓教授认为中药雷公藤具有祛风除湿、通络止痛、活血消肿之功效，对于风湿顽痹的治疗有确切疗效，但其毒副作用亦不容小觑。

2. 黄清春

广东省中医院风湿科主任黄清春教授临证治疗风湿病三十余年，提出并证实血瘀为类风湿关节炎的核心且贯穿整个病程始终的病机。他带领广东省中医院风湿科团队开展类风湿关节炎的中医证候分型研究，使用因子分析法解析 168 例类风湿关节炎患者的中医证候分型特点，结果发现类风湿关节炎的湿热痹阻证、寒湿痹阻证、肝肾不足证三类证候中均不同程度地兼夹血瘀的相关症状，且 85.7% 的类风湿关节炎患者至少出现 2 种血瘀证的症状，可诊断为血瘀证。此外，对近十年类风湿关节炎中医诊治文献进行梳理后发现，活血化瘀药是治疗类风湿关节炎的第 2 高频中药类型，占比高达 14.7%，仅次于祛风湿药（16.0%）。以上证候分型及文献研究均说明血瘀证是类风湿关节炎的常见中医证候之一。

其次，黄教授基于三十余年活血化瘀法治疗类风湿关节炎的临床经验，开展了一系列临床研究，于 2015 年发表了一项关于化瘀通痹方联合甲氨蝶呤治疗难治性类风湿关节炎的临床观察，该研究表明化瘀通痹方联合甲氨蝶呤治疗难治性类风湿关节炎疗效与来氟米特联合甲氨蝶呤疗效相当，且中西医结合方案疗效更稳定、不良反应更少。随后结合正虚为本、血瘀是

---

[1] 穿山甲现已禁用，下同。

贯穿类风湿关节炎整个病程的病机等思想，黄教授对化瘀通痹方进行了优化，推出"化瘀强肾通痹方"中药复方，并开展了临床研究，发现化瘀强肾通痹方联合甲氨蝶呤的中西医结合方案与来氟米特联合甲氨蝶呤的常规西药方案疗效相当，证实了该方与活血化瘀法治疗类风湿关节炎的有效性。

在临床实践方面，黄教授治疗类风湿关节炎时，早期多以疏风散寒祛湿为主，中期以祛湿通络为主，晚期以补益肝肾、活血祛瘀为主，其中活血化瘀贯穿类风湿关节炎治疗的始终。但活血化瘀之法并非一成不变，针对类风湿关节炎的不同阶段、血瘀证的不同程度、兼夹病邪的不同，活血化瘀药物的选用也有所不同。类风湿关节炎早期关节红肿热痛，瘀与热结，宜选用兼有清热、凉血、解毒作用的化瘀药，如赤芍、丹参、牡丹皮、络石藤等；随着病情发展，进展到中期后，正气亏虚，正虚邪恋，宜选用具有养血扶正作用的化瘀药物，如当归、川芎、鸡血藤等。黄教授认为，类风湿关节炎发展至后期时，外邪侵袭日久，损伤肢体经络关节，致关节畸形、功能障碍，此时寻常草木之药已难以奏效。黄教授沿袭邓兆智教授的学术理念，擅长使用具有搜剔钻骨、通络止痛作用的虫类药，如蜈蚣、全蝎、蜂房、穿山甲、水蛭、乌梢蛇等。但黄教授也提出，虫类药之功同中有异，活血行瘀用炮山甲、土鳖虫，而穿山甲"走窜之性无微不至"，尤善疗痹；搜风剔络用全蝎、蜈蚣，而蜈蚣对僵挛肿痛又胜一等；祛风除湿用乌梢蛇、白花蛇舌草，乌梢蛇效虽略逊，而性平无毒；地龙清络热，蜂房祛风毒，均各有所长，应予辨证选用。此外，虫类药物多有毒，多服久服，易破气耗血，故临证选用宜 1～2 味，不宜繁杂、过量。

黄清春教授认为，类风湿关节炎病程缠绵，常表现为多虚多瘀，肾虚致精亏，精为气之母，精亏导致气虚，气虚不能推动血液运行，故致血瘀，瘀血停滞于经络、关节，不通则痛，阻滞津液运行，聚而成痰，导致关节屈伸不利、皮下结节的产生，突出了血瘀证的重要性。黄教授还提出"活血化瘀贯穿类风湿关节炎治疗始终"的学术观点，进一步提高了血瘀证在类风湿关节炎诊治中的地位。2018 年中华中医药学会《类风湿关节炎病证结合诊疗指南》中指明：瘀血既是病理产物又是致病因素，贯穿本病的始终。同时，该指南将"瘀血阻络证"单列为主要证型，可见血瘀证作为类风湿关节炎的核心中医证候之一的观点已获学界共识。

参考文献

［1］孙家顺，孔军，吴文洙注译.楚辞译注评［M］.武汉：崇文书局，2018.

［2］许慎.说文解字［M］.北京：中国戏剧出版社，2008.

［3］佚名.黄帝内经［M］.内蒙古：内蒙古人民出版社，2008.

［4］张仲景.伤寒论［M］.北京：中国医药科技出版社，1991.

［5］葛洪撰.肘后备急方［M］.汪剑，邹运国，罗思航整理.北京：中国中医药出版社，2016.

［6］王焘.外台秘要［M］.北京：人民卫生出版社，1955.

［7］蔺道人.仙授理伤续断秘方［M］.北京：人民卫生出版社，1957.

［8］太平惠民和剂局编.太平惠民和剂局方［M］.陈庆平，陈冰鸥校注.北京：中国中医药出版社，1996.

［9］陈无择著.三因极一病证方论［M］.北京：中国中医药出版社，2007.

［10］许叔微著.普济本事方［M］.北京：中国中医药出版社，2007.

［11］刘完素撰.伤寒标本心法类萃［M］.上海：上海科学技术出版社，2000.

［12］张从正著.儒门事亲［M］.王雅丽校注.北京：中国医药科技出版社，2019.

［13］李杲著.脾胃论校注［M］.程传浩校注.郑州：河南科学技术出版社，2018.

［14］朱丹溪编.丹溪手镜［M］.北京：人民卫生出版社，1982.

［15］朱丹溪撰.脉因证治［M］.太原：山西科学技术出版社，2008.

［16］王肯堂著.证治准绳［M］.吴唯等校注.北京：中国中医药出版社，1997.

［17］李时珍著.本草纲目［M］.马松源译注.北京：线装书局，2019.

［18］叶天士.临证指南医案［M］.北京：中国中医药出版社，2008.

［19］吴鞠通.温病条辨［M］.人民卫生出版社，1963.

［20］王清任.医林改错［M］.上海：上海卫生出版社，1956.

［21］唐容川著.血证论［M］.北京：中国医药科技出版社，2011.

［22］张锡纯著.医学衷中参西录（上、下）［M］.石家庄：河北科学技术出版社，2017.

［23］陈嘉杰，李玉颖，王一凡，等.焦树德辨证论治类风湿关节炎经验总结［J］.陕西中医，2020，41（12）：1796-1799.

［24］李中梓著.医宗必读［M］.北京：中国中医药出版社，2019.

［25］赵佶编.圣济总录200卷［M］.北京：人民卫生出版社，1962.

［26］叶雪英，邓兆智.邓兆智教授治疗类风湿性关节炎经验介绍［J］.现代中医药.2006，26（1）：6-7.

［27］黄清春，黄闰月，李文杰，等.广东省RA患者证候分型特点及其与血瘀的相关性［C］//全国第十二届中西医结合风湿病学术会议论文汇编.中国中西医结合学会风湿病专业委员会，2014：248.

［28］赵越，晏菁遥，黄闰月，等.近十年治疗类风湿关节炎文献的中医证候分布与遣方用药规律分析［J］.中华中医药学刊，2019，37（9）：2168-2177.

［29］陈秀敏，黄闰月，晏菁遥，等.化瘀通痹方联合甲氨蝶呤治疗难治性类风湿关节炎临床观察［J］.中国中西医结合杂志，2015，35（11）：1326-1330.

［30］吕媛，陈向红，黄闰月，等.化瘀强肾通痹方联合甲氨蝶呤治疗类风湿关节炎的临床观察［J］.中国中西医结合杂志，

2019，39（5）：547-552.

[31] 何晓红，夏璇，黄清春.黄清春辨治类风湿关节炎经验［J］.
上海中医药杂志，2013，47（8）：18-20.

[32] 姜泉，王海隆，巩勋，等.类风湿关节炎病证结合诊疗指南
［J］.中医杂志，2018，59（20）：1794-1800.

第三节　湿与瘀在类风湿关节炎中的相互联系

类风湿关节炎是在人体气血不足、正气亏虚的情况下感受外邪而致的以关节病变为主的全身性疾病，其中湿邪为重要的外感和内在病理因素之一，而血瘀则为类风湿关节炎的核心病机，且贯穿整个病程始终。因此，湿和瘀均是类风湿关节炎的重要病理因素，但二者并非完全独立，而是在类风湿关节炎的发生、发展中相互联系，难以分解。

一、湿与瘀的紧密关联

1. 湿可致瘀

《叶选医衡》曰"痹者，闭也，皮肉筋骨为风寒湿气杂感，血脉闭塞而不流通"，而瘀便是体内气血不通的状态。湿性阴柔，重浊黏滞，最易阻碍气机，留滞经络关节肌肉，久之由气入血，血伤入络，痹阻气血，湿聚为痰，痰湿胶着，气血停滞而成瘀。因此，在类风湿关节炎这类痹证疾病中，早期湿邪等外邪侵袭，便可导致瘀血这一病理产物的逐渐堆积。

2. 瘀可致湿

《素问·经脉别论》云："饮入于胃，游溢精气，上输于脾，脾气散精，上归于肺，通调水道……"《素问·至真要大论》亦曰："诸湿肿满，皆属于脾。"瘀阻经脉气血，久病入络，进而影响脾胃等脏腑精气运行。此外，瘀血阻滞，既耗伤气血，又妨碍气血化生，正如《血证论》所言："瘀血不去，则新血断不能生。"而脾正为气血生化之源，因此瘀血阻滞隧络会致脾胃运化失司，气机不畅，水不化气，内生湿浊，此谓因瘀致湿。

3. 湿瘀互结，难分难解

《类证治裁》言痹证"久而不痊，必有湿痰败血，瘀滞经络……"这说明痹证日久，湿浊和血瘀并见是一种常态，瘀血与湿浊胶阻于筋骨是类风湿关节炎的主要病机。湿与瘀均为阴邪，湿瘀既成，相互致病，互为因果，胶结难解，湿瘀痹阻关节筋脉，影响气血津液运行，不通则痛，引发肢体经络关节肿胀、疼痛、屈伸不利、关节畸形等，甚则影响脏腑功能。湿瘀病久愈深，互结成为伏邪，遇天气变化及饮食不节等诱因时，关节疼痛反复发作，缠绵难愈，二者互为因果，湿瘀并存可导致类风湿关节炎病势复杂缠绵，治疗难期速效。湿瘀互结乃类风湿关节炎等痹证的病机特点之一。

二、湿瘀理论的临证应用

许多风湿病大家都十分重视湿和瘀在类风湿关节炎临证应用中的地位，擅长使用祛湿活血化瘀法治疗类风湿关节炎。譬如焦树德教授治疗尪痹时，常常使用炒薏苡仁、茯苓、白术、苍术、藿香等祛湿药逐邪于外，"诸湿肿满，皆属于脾"。焦老亦十分强调固护中焦脾胃，常用黄芪、党参、山药、白术、北沙参、甘草等益气健脾药物，令湿无来路。焦老认为，风寒湿邪侵袭，痰饮痹阻脉络，致使局部血瘀运行不畅，引发瘀血，故在除湿之余，亦擅长结合运用活血化瘀法治疗类风湿关节炎，根据不同的血瘀状态以辨证使用不同药物，比如使用丹参、赤芍、桃仁、红花、莪术等药物活血通络，川芎、青风藤、鸡血藤、骨碎补、当归、姜黄等药物活血祛风，擅用僵蚕、地龙等虫类药搜风通络。

概言之，湿邪是类风湿关节炎的重要发病因素，外湿、内湿均可导致类风湿关节炎的发生、发展，血瘀为主要的病理机制，贯穿疾病始终。在类风湿关节炎治疗过程中，应以祛湿活血化瘀为首要，不忘顾护脾胃，同时根据不同阶段病情特点辨证加减，以提高中医药治疗类风湿关节炎的疗效。

参考文献

［1］叶天士原著.叶选医衡［M］.张明锐，刘连续，德学慧，等校注.北京：人民军医出版社，2012.

［2］佚名.黄帝内经［M］.内蒙古：内蒙古人民出版社，2008.

［3］林佩琴编著.类证治裁［M］.太原：山西科学技术出版社，2010.

［4］陈嘉杰，李玉颖，王一凡，等.焦树德辨证论治类风湿关节炎经验总结［J］.陕西中医，2020，41（12）：1796-1799.

第六章

四大流派的中医药传承

　　广东省中医院风湿科是岭南风湿病诊疗领域的一支重要力量，全国多流派和大家的传承，帮助我们汲取了丰富的营养，也使我们常常思考，如何将老一辈名家名师丰富而珍贵的学术思想和临床经验与岭南的气候、文化及岭南人的体质相融合，优化总结出具有岭南地域特色的综合诊疗方案和技术，这是我们的责任。全国老中医药专家焦树德老的学术传承人何羿婷教授，培养了何晓红、徐侦雄、周颖燕等医生。国医大师朱良春老的嫡传学术继承人是潘峰副主任医师。国医大师路志正老是中国中医科学院广安门医院的灵魂人物，还有广安门医院的冯兴华教授、姜泉教授、殷海波教授，他们培养的研究生周颖燕、赵越、张磊也在我们的风湿科工作。储永良主任、黄闰月教授是国医大师李济仁老的关门弟子。通过各个流派的传承学习、交流融合，我们努力为风湿病学科的发展带来更多新的理念、思想和经验。

第一节 全国老中医药专家焦树德治疗
类风湿关节炎的学术经验

一、焦树德教授学术成就介绍

焦树德（1922 年 5 月—2008 年 6 月），男，教授，主任医师，全国首批名 500 名老中医之一。曾任中华全国中医学会常务理事，中华全国中医学会内科学会副主任，北京中医药大学名誉教授，卫生部药品评审委员会顾问，中国中医药学会顾问，卫生部药典委员会委员，国家中医药管理局第一、二届重大中医药科技成果评审委员会委员，国家中医药管理局中医药科技进步奖评审委员会委员，日本中医药研究会名誉会长，美国加州中国医学研究院高级学术顾问，美国中医药研究院学术顾问，新加坡中医学院毕业医师协会永久学术顾问。

焦树德教授于 1922 年 5 月 31 日出生在河北省束鹿县（现辛集市）双柳树村一个耕读传家的中农家庭。焦老从小就开始跟随当中医的外祖父学背一些中医歌诀，如"肝心脾肺肾，胆胃大小肠""医之始，本岐黄"等。1937 年 7 月后，由于日寇侵华，学校停办，焦老即在家乡跟随其外祖父学习中医，广泛涉猎古今医学名著，学习药物炮制方法，比如熬膏药、轧药、炒药等，打下了深厚的中医基础。到了 1940 年，为了更好地求学，他又到本市万亿粮店做帮账先生而半工半读，考入位于天津的中国国医函授学院，系统学习中医，同时受新文化运动的影响，参加了西医专门学校的函授学习。1941年，他正式在家乡悬壶行医，在诊所"济生堂"内挂上了"树德为怀"的字样，并将自己原来的名字"焦聚辉"改为"焦树德"。从那时起，精研岐黄、济世活人就成了焦老一生的追求。后来，为了能更好地对医学进行深造，他卷起全部家当，来到北京。1950年春，焦老在北京前门内大中府与其表姐夫杨长谦先生合开了"慈德中医诊所"，由于治愈了不少疑难患者，他们深受当地群众和铁路工人的欢迎。1951年，焦老通过了北京市卫生局举行的"高级医师考试"。为了积极响应政府号召，焦树德毅然关闭了收入颇丰的私人诊所，成为一名国家医务人员，进入北京市第二医院工作。1977年起，焦树德承担中央首长的医疗保健任务。1984年4月，卫生部成立中日友好医院，焦老奉调筹建该院中医内科。1990年起，享受国务院政府特殊津贴。1991年10月，焦树德应国家中医药管理局邀请在人民大会堂参加了全国500名老中医药专家收徒拜师大会。1992年4月，焦老被北京市科学技术委员会评为"科技之星"。

焦老深研古代医籍，中医理论基础深厚，临证60余载，博采众长，锐意创新，积累了丰富的临床经验，在学术上强调用中医理论指导临床实践，特别重视辨证论治，主张用整体观和动变制化思想去分析观察疾病发生、发展、传变、合并、转归的规律，要求理、法、方、药，丝丝入扣，学术精深，著作等身。1996年出版了《方剂心得十讲》；1997年出版的《焦树德临床经验辑要》一书，面世两三个月便销售告罄，并获1999年全国优秀科技图书三等奖。其主要著作《用药心得十讲》和

《从病例谈辨证论治》二书获人民卫生出版社"优秀作品奖"，前者不仅在国内畅销，还远销东南亚各国，后者已被译成日文，在日本刊行。此外，焦老还发表了《治咳七法》《简述心绞痛的辨证论治》《临床运用中药的几点体会》《尪痹的辨证论治》《类风湿关节炎从尪痹论治》等医学论文60余篇。日本《中医》《新中医研究》杂志、新加坡中医学院《毕业特刊》上均有部分发表或转载。

焦老擅治内科疑难重病，疗效卓著，顽症危症，每每着手成春，深受患者拥戴。他创"尪痹""大偻"病名及初步诊治规律，补充《内经》三痹之不足，被誉为"华夏治痹第一人"，为风湿病诊治领域作出了划时代的贡献。

二、焦树德教授对类风湿关节炎病因病机的认识

1. 创立"尪痹"病名

"尪"字，读音 wāng，与"尩""尫"通用，指脚跛或脊背骨骼弯曲。《辞源》中注解说指骨骼弯曲症，胫、背、胸弯曲都叫尪"。《金匮要略》有言："诸肢节疼痛，身体魁（尪）羸……"中医学所说的"尪"指的就是以足跛不能行，胫曲不能伸，骨质受损，身体羸弱为表现的一类疾病。"痹"即《内经》中"痹论"所谈"风寒湿三气杂至，合而为痹"的痹病。尪痹就是具有关节变形、骨质受损等表现的痹病。

对于有肢体变形、关节肿大疼痛、僵化、筋缩肉卷、不能屈伸、骨质受损的痹病，古代医家尚缺乏统一的名称和系统的论述。有的叫骨痹、肾痹，有的称历节、顽痹，有的则称鹤膝风、

骨槌风等。焦树德教授根据《金匮要略》中"诸肢节疼痛，身体尪羸"之意，结合临床治疗类风湿关节炎的经验及对其病因病机不断深入、完善的认识，将类风湿关节炎命名为"尪痹"，以区别于行痹、痛痹、着痹等。

1981年12月，焦树德教授在武汉"中华全国中医学会内科学会成立暨首届学术交流会"上宣读了题为《尪痹刍议》的文章，首次明确提出，建议把具有骨质受损、关节变形的痹证用"尪痹"作为病名。此观点受到国内学术界的广泛支持和认同，1983年中华全国中医学会内科学会痹证学组采用了这一新的病名，制定了尪痹的诊断与疗效评定标准，有力促进和推动了中医药治疗尪痹（类风湿关节炎）的科研及临床工作水平的提高，使中医学的痹证理论又有了一定的发展，且渐趋完善。1994年，国家中医药管理局将"尪痹"病名列入中华人民共和国中医药行业标准"中医病症诊断疗效标准"中，在全国范围内推广应用。至此，"尪痹"这一新病名，得到了中医学界的认可，同时也得到了国家有关部门的认可，在中医临床及理论专著，以及相关论文、科研成果中，被逐渐广泛应用。

2. 充分认识"合"在尪痹中的重要含义，结合"从化理论"深入分析病因病机

焦老提出，尪痹属于痹病范畴，所以"风寒湿三气杂至，合而为痹"也是尪痹总的病因病机。焦老认为，理解尪痹的病因病机，需要充分认识"合"的含义。《素问·痹论》有言，"风寒湿三气杂至，合而为痹也……不与风寒湿气合，故不为痹"，认为人体受了风寒湿三气杂至的侵袭，不一定都会患痹病，与

三气合者才为痹，不与三气合者则不为痹。焦老认为除了上述意义外，"合"还有多层含义：第一，痹病不仅是风寒湿三气杂合侵入则为痹，而是风寒湿三气还要与皮肉筋骨、血脉脏腑的形气相"合"，才能为痹，因有各种不同的"合"，故形成各种不同的"痹"；第二，风寒湿三气杂至不但可与皮肉筋骨、血脉脏腑之形气合而为痹，而且可与四季各脏所主之不同的时气相合而为不同的痹，比如《素问·痹论》中说"以冬遇此者为骨痹，以春遇此者为筋痹……"风寒湿三气杂至之邪因合于不同的时气，可为不同的痹病；第三，"合"字还有内舍于五脏之合的意思，"五脏皆有合，病久而不去者，内舍于其合也。故骨痹不已，复感于邪，内舍于肾。筋痹不已，复感于邪，内舍于肝……"五体之痹日久不愈，则内传所合的五脏，成为不同的痹病。

除此之外，焦老在充分理解"合"字深刻含义的基础上，还注意运用"从化理论"去分析寒热情况。受清代《医宗金鉴·伤寒心法要诀》中"从阳化热，从阴化寒"等对从化理论具体阐述的影响，焦老认为邪气侵入人体后常常发生"从化"而使病证产生转变。尪痹虽然以寒湿之邪深侵入肾为主要病机，但是再结合"从化理论"来分析，有的"从阴化寒"而见寒盛证，有的"从阳化热"而见化热证。因此，焦树德教授认为，在观察、认识和理解尪痹的病因病机的发生发展、证候变化时，不但要注意深入理解"合"字的深刻含义，还要注意运用"从化理论"去辨证分析，才能更好地体现尪痹各个不同阶段不同的证候变化。

3.提出"肾虚寒湿深侵"为尪痹主要病因病机

尪痹的病机比一般风寒湿痹的病机更为复杂，病情更为深重，主要是风寒湿三邪已经深侵入肾，并已影响到肝，骨损筋挛，故而会发生尪羸、肢体变形，这是尪痹与他痹的不同之处。第一，素体肾虚，寒湿之邪深侵入肾，或先天禀赋不足，或后天失养，遗精滑精，房室过度，劳累过极，产后失血，月经过多等而致肾虚，正不御邪，肾虚则髓不能满，寒湿气胜，则乘虚深侵入膏，肾为寒水之经，寒湿之邪与之同气相感，深袭入骨，痹阻经络，肝肾同源，共养筋骨，筋骨失养，渐致筋挛骨松，关节变形不得屈伸，甚至卷肉缩筋，几失功用；第二，冬季受邪，寒湿入肾，肾气旺于冬，寒为冬季主气，冬季感受三邪，肾先应之，邪气伤肾入骨，致骨重不举，酸削疼痛，久而关节肢体变形，渐成尪羸；第三，痹病久而不愈，复感三邪，致寒湿深侵，痹久不愈，恰值冬春寒冷之时，复感三邪，寒湿偏盛，内舍所合之肾肝二脏，筋骨同病，其人尪羸，难以行走。

除了以上三点，焦老也强调，尪痹病程较长，寒湿、贼风、痰浊、癖血，互为交结，凝聚不散，经络闭阻，血气不行，亦可加重病情发展。

三、焦树德教授辨证论治类风湿关节炎的思路

尪痹除具有风寒湿痹共有的症状，比如关节肿胀、沉重及游走性疼痛外，还有病程长、疼痛剧烈、痛发骨内、骨质受损、关节变形、僵直蜷挛、屈伸不能的特点，常见虚实夹杂之证候。

早年间，焦老辨治尪痹，只讲到三种常见证候：肾虚寒盛

证、肾虚标热轻证及肾虚标热重证。这三种证候多见于我国北方，或比较寒冷的地域，或气候有寒有热及多寒少热的国家。寒邪深侵入肾为疾病之本，不同程度的化热之证为疾病之标。其中以肾虚寒盛证为多见。因病邪深侵，久病入血，血属阴，寒湿之邪亦属阴，故本病患者多在夜间疼痛剧烈，脉象多见沉弦、弦滑、沉弦滑等。因肾虚为本，故大多表现为尺脉弱小。

其后，随着对尪痹认识的不断深入，结合不同地域的疾病表现特点，焦老又在原三证的基础上补充了肾虚督寒证、湿热伤肾证二证。当时因国内外对风湿免疫疾病的认识有限，强直性脊柱炎被归为类风湿关节炎的一个特殊类型，其中肾虚督寒证其实是特属强直性脊柱炎［偻尰］的证型。因此总结下来，焦老辨证论治类风湿关节炎，主要分四个证型，即肾虚寒盛证、肾虚标热轻证、肾虚标热重证及湿热伤肾证。

1. 肾虚寒盛证

临床表现为腰膝酸痛，两腿无力，易疲倦，喜暖怕冷，多关节疼痛、肿胀，多伴晨僵，筋挛骨重，肢体、关节屈伸不利，甚则变形，舌苔多白，脉多见尺部弱、小、沉细，余脉可见沉弦、沉滑、沉细弦等。此为肾虚为本，寒盛为标，本虚标实之证。

治法：补肾祛寒，散风活络。

方药：补肾祛寒治尪汤。方由《金匮要略》桂枝芍药知母汤合《太平惠民和剂局方》虎骨散加减化裁而成。方用续断 12～20g，补骨脂 9～12g，熟地黄 12～24g，制附片 6～12g，骨碎补 10～20g，淫羊藿 9～12g，狗骨 30g，白芍 9～12g，桂枝 9～15g，独活 10～12g，威灵仙 12～15g，防风 10g，麻黄

3～6g，苍术 6～10g，知母 9～12g，炙穿山甲 6～9g，伸筋草 30g，赤芍 9～12g，松节 15g，土鳖虫 6～10g，牛膝 12～18g。上肢病重者，去牛膝加姜黄、羌活各 9～10g；瘀血明显者，加血竭 0.7～0.9g（分冲）或加乳香、没药各 6g，红花 10g；肢体关节僵直蜷挛者，去苍术、防风、松节，加生薏苡仁 10～30g，木瓜 9～12g，僵蚕 10g；有低热或关节发热者，减少桂枝、附子用量，并去淫羊藿、苍术，加黄柏 10～12g（当以黄酒浸 3～4 小时，取朱丹溪"潜行散"之意），地骨皮 10～12g。

2. 肾虚标热轻证

此证患者关节或微有发热，手足心也或感发热，但患处皮肤不红。患者夜间关节疼痛时，自感患处放于被外疼痛可稍减轻，但放久后又觉疼痛加重，需重新放回被中，伴有肢体乏力，口干便涩，舌质微红，舌苔微黄，脉沉弦细略数。此为肾虚邪实，或寒湿郁久化热，或服热性药助阳而邪欲化热之证。

治法：补肾祛寒，化湿祛风，佐以苦坚防热，活血通络。

方药：加减补肾祛寒治尪汤。生地黄 15～20g，续断 15～18g，骨碎补 15g，桑寄生 30g，补骨脂 6g，桂枝 6～9g，白芍 15g，知母 12g，酒炒黄柏 12g，威灵仙 12～15g，炙穿山甲 9g，羌、独活各 9g，红花 9g，制附片 3～5g，忍冬藤 30g，络石藤 20～30g，土鳖虫 9g，伸筋草 30g，生薏苡仁 30g。本方在补肾祛寒治尪汤中减去温燥之品，加入苦以坚肾、活络疏清之品，但未完全去掉羌活、独活、桂枝、附片等祛风寒湿之药。

3.肾虚标热重证

此证患者关节疼痛而热，肿大变形，局部肤温升高，肤色略发红，喜将患处放到被外，虽受凉后仍可加重疼痛，但放回被内后不久又欲放到被外，伴口干咽燥，五心烦热，小便黄，大便干，舌质红，舌苔黄厚而腻。脉象常滑数或弦滑数，尺脉多沉小。本证初辨似热证，但结合本病病机特点分析，本证不同于一般的热痹，实为本虚标实，标邪郁久化热或服温肾助阳药后，阳气骤旺，邪气从阳化热。多见于年轻、体壮患者的病情发展转化过程，但经过治疗后，多转为肾虚寒盛之证。

治法：补肾强骨，祛风通络，清热散痹。

方药：补肾清热治尪汤。生地黄 15～20g，续断 15g，地骨皮 10g，骨碎补 15g，桑枝 30g，赤芍 12g，秦艽 20～30g，知母 12g，炒黄柏 12g，威灵仙 15g，羌、独活各 6～9g，制乳香、没药各 6g，土鳖虫 9g，僵蚕 9g，蚕砂 10g，红花 10g，忍冬藤 30g，透骨草 20g，络石藤 30g。

遇邪已化热者，需先用本方治疗，专主肾虚标热重证。标热证消除后，仍需根据辨证论治的原则，渐渐转入以补肾祛寒法为主，以治本收功。

4.湿热伤肾证

临床表现为多个关节肿痛，痛处用手摸之有些发热，患者喜凉爽，皮肤不红，常伴有腰膝乏力、晨僵，也可有轻度身热或下午潮热久久难解，关节自感蒸热疼痛，痛发骨内，十分痛苦，关节有不同程度的变形，舌苔黄腻或白厚浮黄，脉滑数或沉弦细数，尺脉多小于寸关。此证多见于常年气候潮热的地域。

治法：补肾强骨，除湿清热。

方药：补肾清化治尪汤。骨碎补 15～20g，续断 10～20g，怀牛膝 9～12g，黄柏 9～12g，苍术 12g，地龙 9g，秦艽 12～18g，青蒿 10～15g，豨莶草 30g，络石藤 30g，青风藤 15～25g，防己 10g，威灵仙 10～15g，银柴胡 10g，茯苓 15～30g，羌、独活各 9g，炙穿山甲 6～9g，生薏苡仁 30g。加减法：四肢屈伸不利者，加桑枝 30～40g，片姜黄 10g，减银柴胡、防己；疼痛游走不定者，加防风 9g，荆芥 10g，去地龙；痛剧难忍者，可加闹羊花 0.3～0.6g。治疗一段时间，如出现关节喜暖怕凉之症，可参照加减补肾祛寒治尪汤进行加减。

需要说明的是，虎骨、穿山甲目前是国家禁用药物，在临床中，可以用其他药物代替。焦老既往多用自然铜、透骨草、炒神曲三味代替虎骨，部分临床专家常用蝎子、蜈蚣、地龙等代替穿山甲，目前也已经有临床研究证明，猪蹄甲在消痈、抗炎、催乳等方面可以代替穿山甲的功效。

四、焦树德教授治疗类风湿关节炎的经验总结

焦树德教授临证六十余载，博采众长，锐意创新，积累了丰富的临床经验，善于灵活运用辨证论治，在尪痹（类风湿关节炎）的中医诊治方面作出了开创性的贡献，创立了病名并详细阐发了其病机，丰富了中医痹病学说的内涵和层次。在此浅尝总结焦老治疗尪痹（类风湿关节炎）的经验，必然难以全面阐释其精深的学术思想，但也希望能对我辈年轻学者有所启示。

1. 谨守主要病机，强调辨证论治

焦老治疗尪痹，谨守其"肾虚寒盛"的主要病机，以补肾祛寒为治疗大法，以大队补肾药物为主药，常用的温补肾阳药物包括制附片、肉桂、补骨脂、淫羊藿、菟丝子、杜仲、续断、桑寄生等，只要用药准确，往有佳效。在补肾祛寒的同时，辅以化湿散风，养肝荣筋，祛瘀通络。肝肾同源，补肾亦能养肝、荣筋；祛寒、化湿、散风，使风寒湿三邪从内出外；活血通络可祛瘀生新；肾气旺，精血足，则髓生骨健，关节筋脉得以淖泽荣养，可使已失去正常功能的肢体、关节渐渐恢复功能。在治疗时抓住补肾祛寒这一重点，再随证结合化湿、散风、活血、壮筋骨、利关节等药物，标本兼顾，方可效如桴鼓。

同时，焦老也强调，在治疗尪痹这类"疑难病"时，要从整体观、动态平衡观、天人相应观、七情与脏腑内在联系观出发，运用中医诊察疾病的方法步骤，对整个病情进行分析、判断，辨证论治，这样才能发挥中医的特长，为治疗疑难病作出贡献。焦老认为，辨证论治的水平直接决定了中医的临床疗效。因此，治疗尪痹，焦老虽制定效方，但不盲目守方，强调辨证论治：若出现口干、手足心热等肾虚标热轻证时，则需减少燥热之品，而加用苦坚清热之品；若出现关节肿痛、扪之热或肤色发红、口干咽燥，或伴发热等邪已化热之象的肾虚标热重证时，则需暂投以补肾清热之品，待标热得清后再渐渐转为补肾祛寒之法以治其本。

2. 补肾祛邪并重，注意用药精准

焦老认为，尪痹邪深入骨，需投以强有力的补肾之品以逐

邪外出，故其治疗尫痹的处方多应用大队补肾药物。焦老常用骨碎补补肾祛瘀强骨；补骨脂补肾阳暖丹田；杜仲、续断二药合用，性纯力效，相得益彰，补肝肾、强筋骨力量益增，且补而不滞；熟地黄补肾填髓，生精养血；牛膝、桑寄生补肝肾，祛风湿，强筋骨；淫羊藿补肾壮阳，祛风除湿，强健筋骨等。在补肾的同时，祛邪也不可忽视，风寒湿三气杂至合而为痹，所以补肾的同时要祛风散寒除湿。而在风寒湿三邪中，尤其注重寒邪，故在祛除三邪的同时，还要注重散寒，常用附子、干姜、桂枝等温阳祛风散寒之品。病久瘀血顽痰阻滞经络，关节固定部位肿胀疼痛明显时，需注重化瘀涤痰，加强活血化痰通络之力，同时常加用虫类、藤类药物增强通络止痛之力。

另外，用药方面焦老强调要充分了解药物性味、作用、归经、配伍等，在临床上精准应用，做到"用药如用兵"，并提出以下六项原则。

（1）注意辨证论治

临床用"药"要组织处"方"，组织处方要符合治疗"法"则的要求，而治疗法则的确立，有赖于辨证论治的"理"论指导，所以理、法、方、药是紧密联系在一起的。想要避免那种不分药性寒热，不注意药量大小、配伍变化，不根据证候虚实寒热、转化传变而呆板硬套的用药方法，就应注意结合辨证论治的理论去运用中药。

（2）注意配伍变化和用量大小的变化

中药的配伍变化很多，药方中药物配伍的恰当与否，直接影响疗效，比如麻黄本为发汗药，但如配用适量的生石膏，则可减轻其发汗作用而发挥其宣肺平喘、开肺利水等作用。药方的组织，也常因一、二味药的加减而使治疗作用增强，比如四君子汤为健脾补气的方剂，但脾运化功能差者还容易出现胸闷胃满的表现，宋代名医钱乙在这个药方中仅加入了一味陈皮以理气和中，就完善了它的健脾作用，使其成为临床上常用的著名方剂"五味异功散"。药物的用量与其疗效也有很大关系，比如桂枝汤中，桂枝和白芍的用量相等，就有和营卫解肌的作用，而小建中汤中，白芍比桂枝的用量多一倍，又配用饴糖，就成为温建中焦、止腹中痛的方剂了。

（3）注意炮制对药物的影响

中药虽然已由专门的技术人员进行炮制加工，但是临床医生也必须掌握炮制对药效的影响，以便开处方时合理选择应用，比如生姜发散风寒、和中止呕，干姜则暖脾胃、回阳救逆，炮姜则温经止血、祛肚脐小腹部寒邪，煨姜则主要用于和中止呕，比生姜而不散，比干姜而不燥。

（4）注意煎服方法

焦老强调，前人在煎药、服药的方法方面也积累了不少经验，我们也要注意汲取这些宝贵经验。他提出煎服药物有五大原则，即解表药宜用急火，煎的时间不要太长，每隔数分钟或数小时服药一次，病好则停服；补益药宜慢火久煎，每日早晚各服一次，可比较长期地服用；急救服药，以快速为主，不必拘泥时间；攻下药宜空腹服；治上焦病的药宜饭后服，治下焦病的药宜饭前服，治中焦病的药宜在两顿饭之间服。

（5）注意运用现代科研成果

事物在发展，历史在前进，用现代科学方法对中药进行研究取得了丰硕成果。焦老提出，要及时将这些成果运用于临床，与辨证论治结合起来，提高医疗水平。

（6）尽量能认识中药饮片

经过加工，能放在药斗中供配药方的中药叫作"饮片"。对这些饮片，临床医生应尽量争取能辨认一、二百种。在学习辨认饮片的过程中，能够对药物性状、炮制、质地、气味等有进一步的了解，这对临床处方选药也有很大的帮助。

3. 倡导顽痹久治，不断巩固疗效

尪痹属于顽疾，治疗往往需要较长时间。首先，尪痹以肾虚为本，肾为先天，通过后天补益非一日可成；其次，病位较深，寒邪入骨，难以速排，病久痰瘀乃生，胶着于关节肌肉，病势缠绵。因此，患者需要坚持治疗，长期服药，才能取得良效。

尽管尪痹病情重，病程长，但焦老认为，慢性疾病证型不易速变，只要辨证无误则应坚持服药，以实现治病求本。而在剂型方面，可以根据治疗阶段的不同灵活选择。例如，前期初始治疗阶段，患者病情多较重，证候多较复杂，宜用汤剂，以荡邪外出，即利用汤剂吸收快、作用强的优点，迅速改善症状；待病情基本好转、稳定后，可改用散剂，把中药饮片共研细末，用温黄酒或酒水各半或温开水送服，徐徐图之，以便长期服用，巩固疗效。

参考文献

［1］李恒敏，武维屏，焦树德，等 . 尪痹刍议［J］. 湖北中医杂志，
    1982（4）：8-12.

［2］焦树德 . 诊治类风湿性关节炎的体会［J］. 中医杂志，1982
    （1）：16-19.

［3］焦树德 . 类风湿关节炎从尪痹论治［J］. 江苏中医药，2008，
    40（1）：5-6.

［4］焦树德 . 再谈尪痹的辨证论治［J］. 河北中医，2004（11）：
    805-806.

［5］焦树德，杜甫云 . 尪痹的辨证论治［J］. 中医杂志，1992（3）：
    11-13.

［6］闫小萍，焦树德 . 尪痹三悟［J］. 中国医药学报，1993（5）：
    47-49.

［7］何羿婷，陈伟，焦树德 . 焦树德教授补肾祛寒法治疗尪痹、
    大偻经验介绍［J］. 新中医，2004，36（6）：7-8.

［8］何羿婷，陈伟，焦树德 . 应用焦树德教授学术思想临证体会
    ［J］. 中国中医基础医学杂志，2004，10（4）：59-61.

［9］焦树德，王伟钢 . 尪痹病名及其证治规律的研究［J］. 浙江中
    医药大学学报，2009，33（5）：681-685.

［10］焦树德 . 用药心得十讲［J］. 赤脚医生杂志，1974（3）：25-
    28.

第二节 国医大师朱良春治疗类风湿关节炎的学术经验

一、朱良春教授学术成就介绍

朱良春（1917 年 8 月—2015 年 12 月），字默安，号伦，镇江丹徒人，朱熹公第 29 代裔孙。曾任中国农工民主党中央委员会委员，政协江苏省委员会常委，政协南通市委员会副主席，南通市中医院首任院长等职。主任中医师，南京中医药大学终身教授、博士生导师，多家中医院校、科研机构特聘或客座教授，中国中医科学院学术委员会委员暨首席荣誉研究员，江苏省中医院中医学术首席指导老师，全国老中医药专家学术经验继承工作指导老师，全国优秀中医临床人才研修项目专家指导委员会副主任委员，中华中医药学会终身理事，江苏省中医药学会、南通市中医药学会终身名誉会长。1987 年被国务院批准为"杰出高级专家"，暂缓退休，同年获卫生部"全国卫生文明建设先进工作者"称号，1991 年起享受国务院政府特殊津贴，2003 年获中华中医药学会"中医药抗击非典特殊贡献奖"，2006 年获中华中医药学会"中医药传承特别贡献奖"，2009 年被中华人民共和国人力资源和社会保障部、卫生部、国家中医药管理局评为首届"国医大师"，同年获中华中医药学会"终身成就奖"。

先生因中学时期患肺结核经中药治愈而立志学习中医。他早年拜孟河御医世家马惠卿先生为师，打下了扎实的中医理论基础，后继学于苏州国医专科学校，1938年毕业于上海中国医学院，师从名医章次公先生，先生一生的治学历程都受到了这两位老师的重要影响。1939年，先生悬壶江苏南通，后适逢疫病流行，因治愈大量登革热患者而享誉一方。1945年，先生创办南通中医专科学校，培养了一批中医人才。中华人民共和国成立后，先生与诸同仁于1952年牵头建立"中西医联合诊所"，1954年扩建为"南通市联合中医院"，1956年带领同仁将医院无偿献给政府，成立了南通市中医院并担任院长28年，为南通市中医院的诞生和发展倾注了毕生心血。在任期间，先生帮助民间医药"三枝花"——季德胜蛇药、陈照治瘰疬的拔核膏、成云龙治肺痈的金荞麦，取得了更大的发展。

先生遵循父亲昶昇公"积德行善，济世活人"的教诲，行医之初即对贫苦患者免费施诊给药，对待患者和蔼可亲，一视同仁，被评为国医大师后，诊费仍未超过50元，直到95岁高龄，仍然坚持门诊、查房工作，亲自回复患者的求医问药信函。他践行先师章次公"发皇古义，融会新知"的学术主张，深研经典，旁通诸家，师古不泥，锐意创新，学术上建树颇多：首倡辨证与辨病相结合，自创中医望诊法，提出急性热病"先发制病"论、慢性久病从肾论治、疑难病证"从痰从瘀从虚"论治、恶性肿瘤"扶正消癥"大法等观点，确立顽痹"益肾蠲痹"的治疗法则，提出痛风"浊瘀痹"之病名。他是公认的痹证研究大家，素有"南朱（良春）北焦（树德）"之称誉。他深入研究虫类药，应用虫类药物时胆识过人，疗效卓著，出版国内

第一部虫类药专著，是著名的虫类药物学家。

他立足临床，勤于科研，笔耕不辍，多次获得部、省、市级科技成果奖项，研制了21种制剂，其中"益肾蠲痹丸""复肝丸""痛风冲剂"等制剂蜚声海内外，出版《虫类药的应用》《章次公医案》《医学微言》《朱良春用药经验集》《朱良春医集》等著作30余部，发表论文200余篇，获发明专利10余项，直到生命最后的日子，仍在整理、校勘《国医大师朱良春全集》文稿，牵挂着南通中医药文化博物馆的建设。

朱良春国医大师是著名中医药学家、中医理论家和教育家，真正做到了"自强不息，止于至善"。他从医七十余载，勤求古训，博采众长；精研经典，师古不泥；衷中参西，独辟蹊径；注重实践，讲求疗效；理论创新，善用虫药。他为中医药事业的传承和发展作出了不可替代的杰出贡献。

二、朱良春教授对类风湿关节炎病因病机的认识

《素问·痹论》云："风寒湿三气杂至，合而成痹也。"清代林佩琴《类证治裁》曰："诸痹……良由营卫先虚，腠理不密，风寒湿乘虚内袭，正气为邪所阻，不能宣行，因而留滞，气血凝涩，久而成痹。"先生在总结前人经验的基础上，通过多年临床实践总结，将类风湿关节炎称为"顽痹"，指出其具有"久痛多瘀、久痛入络、久痛多虚及久必及肾"的特点。先生认为类风湿关节炎的发生除有风、寒、湿、热诸邪之外因外，往往有阳气先虚、卫外功能降低之内因。正是患者先有阳气亏虚的因素，病邪才能乘虚袭踞经隧，使得气血为邪所阻，凝涩不通，

邪正混淆，如油入面，肿痛以作。所以尽管其病邪有风、寒、湿、热之别，病位有肌表、皮内、经络之异，但正虚邪入的病机如一。如失治、误治，或复感于外邪，则往往病情反复发作，缠绵日久，正虚邪恋，五脏气血衰少，气血周流不畅，经脉凝滞不通，此时病邪除风、寒、湿、热外，还兼病理产物痰和瘀。因病变部位在骨，骨又为肾所主，肾督能统一身之阳，故肾督亏虚为顽痹正虚的一面，风、寒、湿、热、痰浊、瘀血痹阻经隧、骨骱，留伏关节，为邪实的一面。

三、朱良春教授辨证论治类风湿关节炎的思路

先生在把握"肾督亏虚，瘀浊痹阻"这一基本病机的基础上，提出了"益肾壮督"治其本，"蠲痹通络"治其标的治疗大法。肾藏精生髓主骨，而督脉总督一身之阳气，"益肾壮督"可谓治本之道，同时亦可起到调节人体免疫功能之效。"蠲痹通络"则是治标之法，先生除用草木类药物活血通络外，还擅用血肉有情之虫类药物，取其搜剔通络之性。扶正与祛邪并重，标本同治，使正气充足，邪无容身之所，则阳得以运，气得以煦，血得以行，顽疾斯愈矣。

当然，先生治疗类风湿关节炎，除从标本同治入手，还通过细致的临床观察，将其主症归纳为关节疼痛、肿胀、拘挛僵直，并从抓主症着手，动态地观察疾病，分辨每一阶段的主要矛盾，以辨证用药，往往能获得佳效。

1. 辨疼痛

根据疼痛的临床表现，可分为风痛、寒痛、湿痛、热痛、

瘀痛五类，此五者虽各有侧重，但临床往往混杂而见，难以截然分开。

（1）风痛

风痛者，其痛游走不定，当祛风通络以治其痛。轻者可加用独活，其品具有镇痛、镇静、抗炎、催眠之作用。但阴虚血燥之患者慎用，或可伍以当归、石斛、生地黄等养血之品，方可缓其燥性。祛风亦可使用海风藤，取其善祛游走疼痛之特性。重证则宜选用蕲蛇，《本草纲目》言其"内走脏腑，外彻皮肤"，先生书中言其透骨搜风之力最强，乃"截风要药"。

（2）寒痛

寒痛者，因寒邪凝滞收引入络而致疼痛，治以温经散寒。先生常选用川乌、草乌配以桂枝、独活、细辛等辛温之品，此类药善于温通经络，散寒通闭。桂枝辛温，散寒通阳，通达营卫；乌头味辛而大热，开痹除寒，温经定痛力强。二者配伍，既可祛在表之风寒，又可除在里之痼冷，使血气温通，营卫调和。因川乌、草乌、附子均含乌头碱，有大毒，一般炮制后用，生者应酌减其量，并先煎 1 小时，以减其毒。又因患者对乌头的耐受反应程度不同，故用量宜逐步增加，一般成人每日量由 3～5g 开始，逐步加至 10～15g，且与甘草同用。

（3）湿痛

湿痛者，多因身体困于湿邪，使肌肤重着麻木，治疗以健脾化湿为主，一般参用温阳之品，使湿去痛除。先生祛湿喜用大剂量薏苡仁、生白术，合苍术、制附子。若大便调则用生薏苡仁，大便溏则用熟薏苡仁；若关节肿甚而便溏，又非大剂量不为功者，则生熟合用，此中分寸自应斟酌。先生书中也提及常用千年健、钻地风等药物，因其善祛风渗湿，疏通经脉，可起到胜湿止痛之功效。

（4）热痛

热痛者，多见于痹证急性发作期，或邪热已久而化热者，关节红肿热痛，常用白虎加桂枝汤加减。若常规用药效果不显时，可加服羚羊粉 0.6g，分两次吞服，亦可代用山羊角或水牛角 30g 服。关节红肿热痛仍不解者，先生常用犀黄丸以挫解，同时外敷芙黄散（生大黄、芙蓉叶），以冷茶汁调如糊状，取纱布涂敷患处，每日一换，可加速止痛消肿之效。

（5）瘀痛

瘀痛者，多是病久邪气与瘀血凝聚经络，胶着难解，痰瘀阻络，而致关节刺痛，活动受限，此时一般用药已恒难奏效，当选透骨搜络之品方可深入剔除骨骱经隧之痰瘀，以蠲肿痛。先生喜选僵蚕、水蛭、全蝎、蜈蚣等虫类药物，配以白芥子、南星之化痰通络之品，尤能起效。

2. 辨肿胀

湿邪易引起肿胀，先生认为肿胀早期可祛湿消肿，但久则由湿生痰，终则痰瘀交阻，肿胀僵持不消。故肿胀初期先生常用二妙散（黄柏、苍术）加防己、泽泻、泽兰、土茯苓等祛湿消肿，中后期则参用化痰软坚的半夏、南星、白芥子和祛瘀剔邪的土鳖虫、乌梢蛇等。此外，七叶莲长于祛风除湿、活血行气、消肿止痛，刘寄奴、苏木、山慈菇均擅消骨肿，亦可选用。

3.辨僵直拘挛

先生认为僵直拘挛是痹病晚期的症状，骨弱筋挛，或疼痛不已，行动受限，关节功能严重障碍，患者十分痛苦。先生认为，此时应着重进行整体调治，对应用药。凡属风寒湿痹之关节拘挛疼痛者，重用川草乌、附子、桂枝等。海风藤、青风藤、伸筋草善于疏利关节，行经通络，可起到舒筋通络之功，配以忍冬藤、鸡血藤，不仅能养血活血，且能舒缓僵挛，减轻疼痛。凡关节红肿疼痛，僵直难以屈伸，久久不利者，多为痰浊与毒热之邪胶结所致，先生多在清热解毒的同时加用虫蚁搜剔、涤痰破瘀之品，比如地龙、山羊角、水蛭、僵蚕、山慈菇等，以清热止痛，缓解肢体僵挛，始可收效。肢节拘挛较明显者，还可加蕲蛇、穿山甲等品。而肌肉萎缩者，先生常重用生黄芪、熟地黄、白术、蜂房，并用蕲蛇粉，效佳。

以上诸证在辨治时，均需参用益肾壮督培本之品，药如熟地黄、当归、淫羊藿、肉苁蓉、巴戟天、补骨脂、鹿角片、鹿衔草等，只是培本扶正与治标祛邪的主次、轻重当视具体情况而定。

四、朱良春教授治疗类风湿关节炎的经验总结

1.善用虫类药

这是先生治疗痹证的特点之一。先生通过对虫类药的深入研究，在临床上将虫类药广泛运用于神经系统、循环系统、呼吸系统、消化系统、泌尿生殖系统疾病，骨与关节疾病，肿瘤，外科疾病等八大系统的八十余种疾病中，归纳总结了虫类药破

积消癥、活血祛瘀、宣风泄热、搜风剔络、消痈散肿、生肌收敛、行气和血、补益培本等十大功效。先生常言虫类药为血肉之品，有情之物，性喜攻逐走窜，通经达络，搜剔疏利，且能深入经络、骨骱、脏腑气血痰瘀胶结处，以通闭解结，扫除病邪，又与人类体质比较接近，容易被吸收和利用，效用佳良而可靠，能起到挽澜之功，乃草木、矿石之类所不能比拟。另一方面，虫类药又系高蛋白、高能量之品，可激活体内能量，扶助正气而抗御病邪。

先生在治疗过程中，熟谙各类药物的性能，选择用药，往往能出奇制胜，既能发挥虫类药物本身的特长，又能根据辨证论治的不同，巧妙配伍其他草木类药物，以协同增效。例如，以祛风化痰之僵蚕，配用白芥子、胆南星，可治疗痰浊痹阻关节；蕲蛇（或乌梢蛇）味咸性温，善于祛风通络，加用桂枝、制川草乌，可治疗寒盛者；土鳖虫长于破结消癥，配伍红花、桃仁，可加强祛瘀通络之功；地龙性寒，可泄热通络，佐以寒水石，可治湿热盛者；关节剧烈疼痛者，用搜风定痛之蜈蚣或全蝎研末分次吞服，再配以制南星或延胡索，可增强功效；关节僵硬肿胀变形者，用僵蚕、蛴螂虫消肿化浊，并配以白芥子、南星、泽兰等；关节红肿热痛者，可用羚羊粉或山羊角，配以透骨草、忍冬藤；气滞凝阻于背部，使背部痛剧者，可用九香虫温阳理气，配以秦艽、葛根；病位在腰者，以土鳖虫、蜂房配伍狗脊、续断温肾壮督行气；背脊伛偻，僵直而疼痛者，先生常用乌梢蛇、鹿角片等壮肾通督，配以威灵仙、骨碎补、鹿衔草等；经脉拘挛不利者，用钻剔舒挛之穿山甲，配以伸筋草、苏木可缓解僵挛；皮下结节或见环形红斑者，用凉血散瘀之水牛角。

另，虫类药其性多为辛平或甘温，但息风搜风之药其性多燥，宜配伍养血滋阴之品，如以地黄或石斛同用；攻坚破积之药多咸寒，应伍以辛温养血之品如当归、桂枝等，这样才能制其偏而增强疗效。

虫类药形体怪异，且多有一定的腥味，患者有时难于接受，会产生厌恶或恐惧心理，往往不敢服用，甚至勉强服下后，也易引起呕吐和其他不适。医生应做耐心细致的思想工作，告知患者除非大剂量服用虫类药物，经过炮制入药的干燥虫类药物基本没有毒性，一般常规剂量的使用是安全的。当然，因虫类药含有较多的动物异体蛋白质，少数过敏体质者有时服后会出现过敏现象，比如皮肤瘙痒、起红疹，甚至头痛、呕吐，此时应立即停服，并用徐长卿 15g，地肤子 30g，白鲜皮 30g，煎汤内服，多数均可缓解，极个别严重者，则需要进行中西医结合治疗以缓解症状。

虫类药除用于煎剂，也可研粉使用。先生多年经验积累表明，研粉使用既可节约药源，节省费用，又易于被患者接受，且较入汤剂疗效好，比如全蝎（先用清水漂去盐质）、蜈蚣、蕲蛇，因价格较贵，宜晒干，或微火焙干，研粉末用，每天可用 3g 粉末装胶囊，分两次吞服，长期服用，一般无毒性反应。

2.细微观察，拓展新效

先生一生致力于临床诊疗，从不会限于书本中常规药物的使用方法，而是时时汲取新知，通过细微观察，不断拓展药物新用，比如穿山龙的使用。穿山龙又名山龙、金刚骨，首见于《全国中草药汇编》，是薯蓣科植物穿龙薯蓣 *Dioscorea nipponica* Makino 的干燥根茎，多产于东北等地。味甘、苦，性温，归肝、肾、肺经，功效为祛风除湿、活血通络、止咳定喘。发现穿山龙作为补益药的功效是先生的原始创新。在临床实践中，先生发现使用大剂量穿山龙，可以起到扶正、益肾壮督的功效，而这个新功效的发现，源于一位强直性脊柱炎患者。这位患者专门从美国回到南通找先生治病，效果很好。她带着处方回美国继续服药，但美国的中药店没有穿山龙这味药，就没有放，结果效果就与之前相差很多，关节疼痛、僵硬复发。患者不得不写信求助于先生，先生托人带了一些穿山龙到美国给她，效果又变得很好。后来，先生把穿山龙用于慢性肾炎蛋白尿、反复咳喘属肾不纳气者，都取得了很好的效果。由此，先生发现穿山龙与鹿茸、蜂房的效果相似，但又没有鹿茸、蜂房的燥热之性，功效平和，可以大量使用。先生认为，一般药物学专著中 6～9g 的剂量太小，若是治疗自身免疫性疾病，必须用到 30～50g，方能有效，而穿山龙与补肝肾之山药同为薯蓣科植物，因此确定穿山龙之功效为益肾壮督。此外，朱老还发现，该药在治疗慢性肾炎、尿毒症时，有利于尿蛋白、水肿的消退，可在辨证的基础上，配合益气活血解毒之方药使用。

参考文献

[1] 朱建华.虫类药在类风湿关节炎中的应用[J].中国临床医生，2000（4）：12-14.

［2］朱良春.中国百年百名中医临床家丛书：朱良春［M］.北京：
中国中医药出版社，2001：8-157.

［3］潘峰，朱剑萍，郭建文，等.朱良春应用痹通汤方治疗疑难
杂症经验［J］.中医杂志，2013，54（16）：1360-1362.

［4］《全国中草药汇编》编写组.全国中草药汇编［M］.北京：人
民卫生出版社，1976：57.

［5］潘峰，郭建文.国医大师朱良春对奇经八脉理论的传承和创
新［J］.中华中医药杂志，2017，32（6）：2522-2524.

第三节 国医大师李济仁治疗类风湿 关节炎的学术经验

一、李济仁教授学术成就介绍

李济仁（1931年1月—2021年3月），男，安徽歙县人。皖南医学院终身教授、博士后合作导师，首届30位国医大师之一，是国家级非物质文化遗产"张一帖"的代表性传承人，同时也是新安医学研究领域的奠基人之一。曾担任中国中医科学院首届学部委员，获评首批全国500名老中医、首批全国老中医药专家学术经验继承工作指导老师等，是中华中医药学会终身成就奖获得者。

1931年，李济仁出生于安徽歙县，自幼品行淳厚，勤学善悟，12岁起先后师从新安名医汪润、张根桂，18岁已独立开业行医，1955年、1958年两度被派选到安徽中医进修学校

（安徽中医学院前身）师资班学习，从 1959 年起担任安徽中医学院《内经》教研室主任，参与筹建安徽中医学院附属医院，1970 年调任安徽医学院（现安徽医科大学）内科医疗组组长，后又于 1972 年调任皖南医学院中医教研室主任，1990 年成为首批全国老中医药专家学术经验继承工作指导老师，并于 2009 年当选首届"国医大师"。

从乡野郎中成长为一代名医，李济仁一生致力于推动中医药事业的发展。他不仅继承了"张一帖"心法的精髓，耗费巨大心血校注整理新安医学专著，著有《新安名医考》等著作，推动了新安医学研究的发展，还参编了《中医基础理论》等多部高等中医药院校规划教材，推动全国中医药人才的培养。此外，他不仅在医术上继承"张一帖"，多年来更是将"张一帖"舍医送药的传统传承延续。2009 年，"张一帖内科"成为新安医学第一个入选国家级非物质文化遗产名录的项目，李济仁、张舜华伉俪双双成为国家级非物质文化遗产传承人，并入选"中国百年百名中医临床家"。

李济仁精擅内科、妇科疑难杂症，尤其擅长痹病、痿病、肿瘤等顽疾的诊治。他精研中医经典著作，擅长结合中医经典古籍的内容指导临床诊治，对古籍内容进行创新发展，创制了多个针对中医内科、妇科的效方验方。同时，他注重理论与临床并重，师古而不泥于古，在研究过程中遵循"不薄古更不非今，尚经典尤尚实践"的观念，提出了"痹痿统一论"等系列学说，还制定了"辨治顽痹四法"的治疗法则，著有《济仁医录》《大医精要》《痿病通论》等 10 余部专著。作为新安医学研究的奠定者，他带领学生们成功"还原"已尘封于历史的668位新安医家的学术经验、400余部新安医籍，并厘清阐明其针对急危疑难病症的诊疗经验和富有特色的诊疗规律。他注重融汇新安医学学术思想及《内经》的理论与诊治方法，作为我国《内经》学科带头人之一，从医多年，他以《内经》为宗，理论与临证互相阐发，在五体痹病、五脏痿病等专题研究方面硕果累累。

1. 丰富了痹证的内涵

关于"痹"的认识，最常见的是指具有经脉气血不通或脏腑气机闭塞的病理特征者。早在《素问·痹论》中就曾提到"风寒湿三气杂至，合而为痹"，其风气胜者为行痹，寒气胜者为痛痹，湿气胜者为着痹。正所谓"痹"者，闭也。有人把痹证与关节炎等同，李济仁认为此举大大缩小了"痹"的含义范围，对其含义作出了进一步总结，认为其不仅可以指以因气血经络阻闭引发的疼痛麻木为特征的一类疾病，还可以指体质、症状或感觉、病因病机。

2. 发展完善了五体痹和五脏痹学说

《内经》中对痹证的分类主要有按病位区分的五体痹和按病因病性区分的风寒湿三痹。但后世多言风寒湿三痹，而少言五体痹。针对痹证差异化的特点，李济仁将"五体痹"和"五脏痹"理论进一步完善，将五行、脏腑理论与痹证相结合，以五体痹来认识痹证，使得不同类型的痹证在病位、病性、病因、病机方面有了更明显的区别，直接推动了痹证辨证论治的发展。

五体痹是李济仁治痹思想的精髓。在前人认识的基础上，李济仁对五体痹的认识作了进一步归纳总结。在病因方面，李济仁认为五体痹的病因主要与正气不足、体质因素、外邪侵袭、季节气候变化、气血分布状态、外伤瘀血等相关。其中，主要外因为风、寒、湿、热等外邪侵袭，邪气乘经脉之虚客入五体，壅滞气血，阻闭经脉，闭于皮则发为皮痹，闭于肌则发为肌痹，闭于脉为则发为脉痹，闭于筋则发为筋痹，闭于骨则发为骨痹；内因责之于与五体痹相合的脏腑、经络气血虚弱，相较于外因而言，内因是痹证发生的先决条件，某一类型体质的人患痹时具有向某一证型发展的倾向性，比如素体阴盛之人患痹多为寒型，素体阳盛之人患痹多为热型。内、外因的共同作用下，痹证得以发病且表现各异。

五脏痹是对五体痹认识的进一步补充。五体痹是五脏痹的基础，五脏痹是五体痹进一步发展的阶段。它们之间不是各自独立、相互不干的，而是同一疾病发展的不同阶段。但同时，五体痹的转归并不是完全固定的，一种体痹可累及多个脏，形成多种脏痹。

李济仁认为，痹病的基本病理因素是"瘀"，基本病机是"闭"。"通"是治疗五体痹的基本法则，通法祛其邪。在此基础上，针对热瘀、寒瘀、湿瘀、痰瘀、虚瘀、实瘀，李济仁分别提出了清而通、温而通、渗而通、化而通、补而通等基本治法，并根据疾病特点，进一步提出了温经通络法、疏肌解表法、祛湿疏经法、益气通脉法、温肾健骨法、清热解毒法、消痰逐瘀法、镇静止痛法、虫类搜剔法这九种治法，还制定了辨治顽痹的四个方法，即顽痹从虚辨治、从瘀辨治、从痰辨治、瘘痹同病从肝肾论治，取效颇佳。

此外，李济仁注重脾胃养护，对痹病日久的顽疾，提出了"调补气血、固本培元"的治疗思想。在药物的选择上，李济仁常用杜仲、白术、熟地黄等中药调脏腑气血，使人体寒热中正、脾肾气血安和，且善用"藤类治痹"，在健脾补肾的基础上，辨清寒热地使用络石藤、海风藤、青风藤等藤类药，在痹证治疗中常发挥独特效果，丰富了五体痹的理论内涵。

3. 奠定新安医学发展基础

李济仁是新安医学世家"张一帖"的第十四代传人，继承了新安医学，尤其是内科"张一帖"心法，自创了新的理论学说，临证时重视培元固本，辨证灵活机变，处方融经方、时方、验方于一体而独具一格，并发展了新的治疗方药，善用虫类药，攻补兼施，自拟了归芍参芪麦味汤、苦参消浊汤、蛋白转阴方等方剂治疗临床疑难杂症，为新安医学的传承创新作出了杰出的贡献。

新安医学根植于徽文化，以新安江上游为核心区域，始于宋代，鼎盛于明清而流传至今，是中医学的重要组成部分。根据不完全统计，自宋代至清末，有文献资料可考证的新安医家近1000位，著作800余部。新安医学及其医著是我国地区性传统医学的精粹内涵，它经历了一段继承、发掘、整理、研究、弘扬、创新的历史时期。

1986年，李济仁参与主编《新安医籍丛刊》，将历代新安医家所编撰的多种中医药文献在优选名著、精择版本和校注整理等方面予以规划、实施，并以分类、分册的形式先后出版。

新安医学千百年来的医家医著浩若繁星，姓氏流派纵横交错，原始资料更是茫然一片，若欲疏理清楚这些医家源流脉络，工程量浩大。然而李济仁带领学生不畏艰辛，废寝忘食，耗费巨大心血收集资料并整理，先后编撰出版了《大医精要》《新安名医考》《杏轩医案并按》等著作。由李济仁主持的科研项目"新安医家治疗急危难重病症经验的研究""新安名医考证研究"等多项课题获省科学技术奖四项，以及高校与卫生厅科学技术奖五项科技奖励，是新安医学有史以来的一次大规模总结，使新安医学在二十世纪后期得到进一步发扬光大。

二、李济仁教授对类风湿关节炎病因病机的认识

类风湿关节炎是一种以侵蚀性关节炎为主要表现的全身性自身免疫性疾病，属于中医学痹病范畴，其成因复杂，临床辨证难度大。李济仁对痹病的认识以五体痹为框架，闭于皮则发为皮痹，闭于肌则发为肌痹，闭于脉为则发为脉痹，闭于筋则发为筋痹，闭于骨则发为骨痹。

李济仁是国内较早研究中医痹病、痿病的开拓者，也是将新安医学与痹病、痿病研究领域相结合的开拓者，创制了诸多验方、效方，在业内影响巨大，早年与朱良春、焦树德、路志正、陈之才并称"风湿五老"。李济仁认为，痹病的基本病变是"瘀"，基本病机是"闭"。正气不足，外邪侵袭入内，造成气血经脉运行不畅，日久化生痰瘀，胶着于关节，闭阻经络血脉，使关节、肌肉、皮肤、筋骨失于濡养而出现关节疼痛肿大、僵硬变形、麻木不仁、皮下结节等表现。痹病日久不愈，则气

血瘀滞加重，内生痰浊，瘀血痰浊相互胶着，进一步耗伤正气，故临床表现纷繁杂乱，病程迁延日久，甚至往五脏痹转化。

痹病总以经络不通为主要病机特点，一方面辨经络不通之虚、实偏重的不同，另一方面辨经络不通部位的不同，各选引经药。例如，对于上肢疼痛，先生常用片姜黄、桂枝，下肢疼痛常用独活、怀牛膝、宣木瓜、五加皮；腰背疼痛可加续断、杜仲、狗脊、功劳叶，骨节疼痛可加威灵仙、补骨脂，肌肉疼痛可加雷公藤等。

正气亏虚是发病的基础，外邪侵袭是主要的诱因，多重因素的影响最终导致了类风湿关节炎的发生和发展。

三、李济仁教授辨证论治类风湿关节炎的思路

李济仁认为，痹证辨治既要从大的方面区别归类，又要对局部症状条分缕析。痹证难以短期内痊愈，应以某方为主，大法基本不变，辅药随证加减，切不可主方大法变动不息。痹病多因脏腑经络不通，营卫不和，气血运行失常而产生，常有虚或瘀的症状，故李老基于60余年临证之经验，提出"调寒热，和气血，从络辨治"的治疗法则，系统提出了寒热辨治、气血并举、痿痹同治的"三期疗法"。

对于类风湿关节炎早、中期，他主张先分寒热，再作分型，执简驭繁提出了"调寒热"（寒热三期新疗法）的中医风湿病辨证思路，痹病早期、活动期的"热痹"采用寒性疗法，清热解毒，活血通络，在清络饮（以苦参、青风藤、萆薢、黄柏等药物为主）的基础上加海桐皮、生地黄等药物；痹病早期、缓

解期的"寒痹"采用热性疗法，补益肝肾，温阳益气，在温络饮基础上加川乌、草乌等药物。针对痹病中期病情复杂、病势迁延的患者，采用寒热并治疗法，即脏腑、气血、寒热并治，并提炼出代表方剂——益肾清络活血方，即采用寒热并用疗法，热痹白虎汤或清痹通络饮加减合寒痹桂枝附子汤加减。

因此总结下来，李济仁治疗类风湿关节炎的辨证论治思路主要体现在三个证型上，即寒痹证、热痹证、寒热并病证。

1. 风寒湿证

此证患者关节肌肤触之冰冷，疼痛部位较深，喜按打叩击，关节活动障碍，特点是畏寒明显，关节疼痛得热则舒，纳少便溏，舌淡苔薄，脉沉弦缓。偏风者，则恶风，遇风刺痛，疼痛走窜不仅限于骨节之间，还在关节周围肌肤，舌淡苔薄白而干，脉缓；偏湿者，则见骨节皮肤酸胀疼痛，疼痛部位以肌肉为主，舌淡苔薄白而腻；单纯寒型者，则无偏风、偏湿症状，而出现一派纯寒之象。

治法：散寒除湿，温络止痛。

方药：温络饮加减。药用透骨草、桂枝、白芍、乳香、没药、川芎、细辛、羌活、独活等。偏风者，合用防风汤，加川芎；偏湿者，合用薏苡仁汤，加苍术、白术、山药等；单纯寒型者，加巴戟天、补骨脂、淫羊藿、片姜黄等。

2. 风湿热证

此证患者关节肌肉红肿热痛，常伴关节运动障碍，其痛遇寒则舒，遇热加重，舌质红，苔薄黄，脉数。偏风者，则骨节间似风走窜，病变累及多关节，恶风，汗出，舌质红，苔薄黄，脉浮数；偏湿者，多见关节肿大，按之剧痛，下肢为甚，活动障碍明显，舌质嫩红，苔薄黄厚腻，口渴饮水不多，口黏口淡；单纯热型者，则无偏风、偏湿症状，而出现一派纯热之象。

治法：祛风除湿，清热解毒，通络止痛。

方药：清络饮加减。药用青风藤 9g，黄柏 10g，萆薢 10g，苦参 9g，这是李济仁治疗热痹的验方，其中重用苦参。偏风者，合用大秦艽汤加减；偏热者，合用宣痹汤；偏虚热者，加青蒿、地骨皮、牡丹皮、丹参；单纯热型者，合用白虎汤。

3. 寒热错杂证

症见关节肌肉红肿热痛，局部畏寒怕冷，得暖则舒，或患者自觉关节肌肉冷痛，但触之灼热，全身可见身热不扬或发热畏寒，口干不欲饮，或喜热饮，或自汗身凉，舌红苔白腻，或黄腻，或黄白相间，脉弦紧或滑数。

治法：寒热并用，温阳散寒，清热利湿，益气活血，扶正祛邪。

方药：益肾清络活血方加减。该方由清络饮化裁而来，其组成为炙黄芪、炒当归、川芎、菟丝子、淫羊藿、青风藤、鸡血藤、大血藤、蒲公英、黄柏、萆薢、法半夏、苦参等。寒胜者，加桂枝、附子；久病成顽痹者，加蜈蚣、全蝎、土鳖虫等。虫类药有一定毒性，用量不可过大，中病即止。

四、李济仁教授治疗类风湿关节炎的经验总结

李济仁发现，不少失治的类风湿关节炎晚期会发展为痿证，"痹久成痿"，因此创制了痹痿统一论，认为痹痿二者常同病或

转化，首次提出"痹痿辨脉""从脉论痿"等独特见解，将三部九候之脉象作为诊断痿病的重要参考指征。李老认为，痹痿临床症状层面相类，痹痿两病均为肢体筋脉病证，都表现出皮、肌、脉、筋、骨的症状，且证候相类，诸如皮痹与皮痿，筋痹与筋痿等。内虚是痹、痿的共有因素，痿病之虚多是阴血不足，肺热叶焦，阴虚是痹、痿共有的潜在发病因素，不达致不荣是痹、痿的共同病机，邪气客袭是痹之因，内热成痿是病之本，发病各应其时，气血壅滞不达，精血不能灌溉营养，脏腑不荣，实为二病之类同病机。痹久成痿是发展规律，痹病日久可以转化为痿病。痹病发展过程中可有痿病之症，痿病初期症状与痹病晚期症状亦相类似，痿病夹实，每又可现痹病的部分症状，因而二者治则与治法也具有共同性。李济仁在1987年于安徽科技出版社出版的《痹证通论》中提出，治疗痹病的主要治则，治痿亦常用之，其法则是以"通"为主，且多配以外治法。

痹痿同治法则乃通法祛其邪，补法扶其正，辅以外治，舒筋通络、培补肝肾。治晚期痹病当以和为用，滋养脉络，方药以培护正气为主，重用参芪，虚偏重则加益气养血之品如当归，瘀偏重则加理气活血之品如鸡血藤、大血藤，二药合用，相得益彰，补血而不滋腻，活血而不伤气。痿病初期，养血填精，培补正气，清卫和营，方药重用黄芪，常50g以上，取其滋补营阴之效。

有研究曾运用中医传承辅助系统对筛选出的84首李济仁治疗类风湿关节炎的处方进行分析，得到治疗活动期类风湿关节炎的高频药物为青风藤、苦参、萆薢等清热利湿药物，黄芪、当归、鸡血藤、大血藤、乳香、没药等补气活血通络药物，全蝎、蜈蚣等搜风通络止痛药物，制川乌、制草乌、桂枝等温经通络止痛药物。李济仁认为，组方中，附子、川乌、草乌不可或缺，不论寒热属性，均可加用。附子一般用量15g以上，用量必须视病情而定，量小则疗效不显著。对于血虚兼瘀者，李济仁善以鸡血藤、大血藤共用；兼风邪表现者，必加川芎祛风行血。

因痹证为内、外因共同作用的结果，李济仁认为治痹不仅要重视祛邪，还要重视调理脏腑功能，补益气血。他非常注重调理脾胃，尤其是对于病痹日久者，常用补益脾胃之品，选用党参、白术、山药、薏苡仁之类。

此外，李济仁还特别讲究因时诊断与用药，了解疾病昼夜，分清阴阳虚实，重视根据季节变化施治，以"四时为宜，补泻勿失，与天地如一"。痹证功能障碍多在晨起为著，疼痛多在夜间为甚，故服药当以晨初起及睡前各服一次为宜，有利于有效发挥药物的作用。

除此之外，李济仁丰富的临床经验和深厚的学术成果离不开长年累月的自我提升，在蜕变过程中离不开以下三个方面的努力。

1. 熟读经典，守正创新

李济仁是我国《内经》学科的带头人之一，年少时便熟读经典，对《内经》更是反复研读，从《内经》中领悟诊治的精髓，并随着理论功底的加深，将经典中的理论与实践相结合，与时俱进，不断根据个人对疾病的深入了解进一步分析和研究，不断丰富中医理论，发展了经典著作的内涵，让中医经典散发出新的活力。

2. 理论与临床并重

李济仁能做到在学术上有诸多成就，离不开理论与临床并重的思想。凡临床有所悟、有所想、有所得，他均会述诸笔端。寒热并用、气血并举、从络辨治痹证，益肾养肝、健脾和胃、养血舒筋治疗风湿病，痿痹合病重调肝肾等观点，均离不开理论的探索和临床的验证，经过六十余载临床孜孜不倦的沉淀，最终形成了李济仁特有的治痹经验，造福百姓。

3. 学有所专，更攀艰难

李济仁在中医疾病诊疗和研究领域有着坚实的内科功底，对痹病、痿病、各种肿瘤及诸多疑难杂症均有很深的造诣，对不少疾病采取内外兼治的方式，自己配制药酒，亦积极推崇针灸等中医外治方法，让众多疑难杂症患者获得了较好疗效。

参考文献

[1] 李济仁，仝小林.李济仁痹证通论[M].北京：中国科学技术出版社，2016：170.

[2] 张镜源.李济仁学术评传[M].北京：中国盲文出版社，2015：96.

[3] 张昭，范为民，黄育芳，等.基于数据挖掘的李济仁教授治疗活动期类风湿关节炎用药规律分析[J].中国实验方剂学杂志，2016，22（8）：221-225.

[4] 谷绍飞，陈苗，李艳.国医大师李济仁教授治疗类风湿关节炎用药规律研究[J].中国中医药信息杂志，2017，24（9）：

87-90.

[5] 杨永晖，李艳，胡谦.基于关联规则和复杂系统熵聚类研究李济仁治疗类风湿关节炎用药规律 [J].中华中医药学刊，2015，33（12）：2973-2975.

[6] 张昭.基于数据挖掘的李济仁教授治疗类风湿关节炎病案的回顾性研究 [D].芜湖：皖南医学院，2016：35-45.

[7] 倪寅.运用李济仁教授"寒热辨证"思想治疗类风湿关节炎的临床疗效观察总结 [D].芜湖：皖南医学院，2017：34-39.

[8] 余瀛鳌.宣明德范　昭示来学——荐阅李济仁《大医精要·新安医学研究》[J].中国中医基础医学杂志，1999，5（11）：63-64.

[9] 范敬.李济仁学术经验特点探析 [J].云南中医中药杂志，2010，31（7）：4-6.

[10] 李艳，彭益胜.国医大师李济仁学术思想及对新安医学的贡献 [J].中医药临床杂志，2012，24（1）：11-14.

[11] 张宏，储成志，熊煜，等.国医大师李济仁教授临床经验拾萃 [J].甘肃中医药大学学报，2018，35（1）：30-32.

[12] 顾检波，李艳.类风湿性关节炎热痹证治经验撷粹 [J].中医药临床杂志，2013，25（6）：529-530.

[13] 殷丽茹，李艳.李艳从寒热辨治痹病经验 [J].中医药临床杂志，2017，29（8）：1204-1207.

第四节　国医大师路志正治疗类风湿关节炎的学术经验

一、路志正教授学术成就介绍

路志正，字子端，号行健，河北藁城人。著名中医药专家，全国老中医药专家学术经验继承工作指导老师，享受国务院政府特殊津贴。2008 年被评为国家级非物质文化遗产传统医药项目代表性传承人，2009 年 1 月被授予"首都国医名师"称号，2009 年 5 月被中华人民共和国人力资源和社会保障部、卫生部、国家中医药管理局评为首届"国医大师"。现任中国中医科学院广安门医院主任医师、教授，中国中医科学院资深研究员、博士生导师、首届学术委员会副主任委员，《中华中医药杂志》《世界中西医结合杂志》主编，国家中药品种保护审评委员会顾问，广州中医药大学省部共建中医湿证国家重点实验室、广东省中医药科学院学术委员会委员。历任中华医学会中西医学术交流委员会委员，中华中医药学会内科分会副主任委员、心病分会副主任委员、风湿病分会主任委员，政协第六、七、八届全国委员会委员，卫生部药品评审委员会委员，卫生部国际交流与合作中心理事，北京中医学会理事、副理事长、顾问，《北京中医》《中医杂志》编辑，北京老年康复医学研究会副会长，北京中医药大学名誉教授、客座教授，厦门大学马来西亚分校中医学院名誉院长，伦敦中医学院名誉教授，长春中医学院客座教授，广东省中医研究所客座研究员等职。

路志正教授幼继家学，渊源深厚，从伯父路益修学中医，继拜山西盐城名医孟正已先生为师，继而在河北中医专科学校学习，1939年从医校毕业后，开始悬壶乡里。1950年到北京中医进修学校学习，后于卫生部及广安门医院工作。路老熟谙内外妇儿和针灸方药，尤其对风湿病的研究倾注了大量的心血，从风湿病病名的统一，到风湿病分会的成立，再到风湿病诊断标准与治疗方法的确立，经历了前后二十余年的探索。在长期的临床实践中，路老发现用"风寒湿三气杂至，合而为痹"的观点并不能解释所有痹病的病因病机，一些与阴血虚少、筋脉失养有关的痹证与三气杂至之风寒湿痹相较，其病因、病机、辨治迥异，于是第一次提出"燥痹"的名称，得到同道们的认可。西医学中的干燥综合征、类风湿关节炎、某些传染病的中后期、贫血、冠心病、结节性非化脓性脂膜炎等病的不同阶段，经常可以见到"燥痹"的表现，也从另一个方面诠释了这一观点的科学性。另外，"产后痹"在妇产科中并不少见，路老认为产后百脉空虚、气血不足是该病的主要病机，不同于一般的传统痹证，大补气血、濡润筋脉是其治疗大法。路老的主要著作有《中医内科急症》《实用中医风湿病学》《路志正医林集腋》《痹病论治学》《路志正医学丛书》等。

路老推崇脾胃学说和温病学说，提出"持中央、运四旁、怡情志、调升降、顾润燥、纳化常"的学术理念。他认为脾胃为后天之本，气血生化之源，气机升降的枢纽，人以胃气为本，故治病注重调理脾胃。通过深入研究现代常见的冠心病、糖尿病、高脂血症、高血压、痛风等疾病的发病机理，认为饮食失调损伤脾胃是其发病的关键因素。脾胃损伤常见气虚、血少、湿蕴、痰阻、瘀血、气机紊乱等病症，辨证要着眼于发病的根源，调理脾胃是其治本之道，即"调中央以通达四旁"。他调理脾胃重在升降相宜，而顾其润燥，升脾阳，降胃气。路老临证尤其重视湿邪致病，认为湿邪不独南方多见，北方亦多。湿邪的来源，有天地人之分。天地之湿伤人，诚为外湿，而饮食所伤，多为内湿。湿邪伤人极易困遏脾阳，而见湿困脾土。路老治湿重视宣通三焦气机，关注湿邪的转化及甘淡渗湿、清热利湿等，即所谓的"通化渗三法"。临床用药上，路老强调用药当轻灵活泼。所谓轻灵，即药量不宜过大，药味不可过多过杂。因为量大药杂味厚气雄，难以运化，脾胃不伤于病而伤于药。所谓活泼，即用药要选辛散芳香流动之品，不可壅滞滋腻，壅滞则涩敛气机。他认为药不在多而在精，量不在大而在能中病，贵在恰中病机。

二、路志正教授对类风湿关节炎病因病机的认识

路老认为，痹病的发生，内因是气血不足、营卫不固，亦即《内经》所云"邪之所凑，其气必虚"，《济生方》更明确指出其"皆因体虚腠理空疏"所致也。外因与气候、居处、生活环境密切相关。但外邪不得虚，不能乘隙而入，故《儒门事亲》中写道："此疾之作，多在四时阴雨之时……或濒水之地，劳力之人，辛苦失度，触冒风雨，寝处津湿，痹从外入。况五方七地，寒暑殊气，刚柔异禀，饮食起居，莫不相戾。故所受之邪，

各有浅深……"前人虽言湿邪始于下，但皮毛肌肤为人身之藩篱，湿邪同样可从皮毛而入。由于人之体质强弱不同，禀赋各异，故感受风寒湿之邪亦各有偏盛，风胜为行痹，寒胜为痛痹，湿胜为着痹，如患者素体阳盛，在感受外邪之后，则易热化，而成为热痹。从临床实际看，单纯风或寒或湿者少，以风湿痹、寒湿痹、湿热痹相兼者较为多见。在病因方面，过去一般强调风、寒、湿、热四邪为多，而对燥邪、气血津液不足、风寒湿之毒、痰阻、瘀血致痹等因素强调得不够。而在临床上，由于气血不足，津枯液涸，不能濡润筋脉，或久病入络，瘀血阻痹，或痰瘀互结，湿热充斥者，并不少见。

三、路志正教授辨证论治类风湿关节炎的思路

1. 风痹证治

风为阳邪，善行而数变，多伤人上部，故以上肢肌肉、腕、肘、肩、颈、背部疼痛且游走不定为特点。初起多兼发热、恶寒等表证。治疗以祛风解表为主，佐以散寒祛湿，方用河间之防风汤(《宣明论方》)，但宜微汗不宜大汗，对卫气虚自汗出者，更宜轻轻宣散，以免过汗伤阳，营卫不和者佐入桂枝汤调和之，往来寒热者加小柴胡汤和解之。值得注意的是，在运用风药的同时，宜加适当血分药，以风药多辛燥，易伤津燥血，亦即"治风先治血，血行风自灭"之意。程钟龄之蠲痹汤(《医学心悟》)亦可选用，虽说通治三痹，但临床上对行痹效果较好，尤其是其加减法，符合临床实际，比如寒气胜加附片、湿胜加防己、痛甚（在上）者加荆芥去独活、有化热征象去桂加黄柏，不无

随证加减之妙。

2. 寒痹证治

寒主收引，其性凝滞，易伤阳气，使经络、筋脉拘紧，气血滞涩、阻闭，故关节冷痛如掣，痛有定处，局部或全身有冷感，得热则缓、遇寒加重为其特点。治疗应以宣散、温通为大法，方如仲景之甘草附子汤、附子汤及小续命汤（《备急千金要方》），兼瘀者加当归、川芎、桃仁、红花、鸡血藤，兼痰凝者加白芥子、胆南星、半夏等。

治疗不宜过用川乌、草乌等大热剧毒之品，量大、久服易中毒，即使暂用，也当从小剂量开始，以知为度，中病即止。用后如出现舌麻、头晕、心悸、脉迟或歇止等中毒反应，则应立即停服，采取解毒措施。

3. 湿痹证治

湿为阴邪，重浊黏腻，易阻气机，且弥漫无形，外至肌肤，内至脏腑，无所不至。既可有内湿、外湿之分，又可内外合邪为患。外湿入侵，困阻脾胃而生内湿，湿邪内蕴，脾胃虚弱，又易感受外湿。故湿痹除以肢体关节疼痛重着、屈伸不利、肌肤麻木、手足沉重为主要特点外，多兼胸闷、脘痞、腹胀、纳呆、大便黏滞不爽、苔腻脉濡缓等症。湿痹与风痹、寒痹均不同，正如《医碥》所云，湿痹"不如风胜者之流走，但着而不移；亦不如寒胜者之痛甚，但略痛，或但麻木不仁；盖湿如水而寒如冰，腠理之松滑与紧涩有异……"

湿痹的治疗，当有内、外之分。外湿胜者，治应祛风胜湿，散寒通络，方用羌活胜湿汤（《杂病源流犀烛》）或除湿羌活汤。

风湿在表者加白芷、桑枝；寒邪偏重者加桂枝、细辛；有化热趋势者，去独活加萆薢、二妙散。内实盛者又有虚实之别，脾湿素盛，又感外邪者，治以健脾化湿，祛风散寒，方用薏苡仁汤（《奇效良方》）。但祛湿需分三焦，上焦湿郁者，加藿苏梗、枇杷叶、苦杏仁；中焦湿阻者，加苍术、厚朴、半夏；下焦湿蕴者，加泽泻、猪苓、车前子；脾胃虚弱者，加太子参、白术、莲肉、山药、白扁豆、茯苓等。

治湿痹之要诀在于行气，行气则必先宣肺，肺主一身之气，气化则湿化。药如苦杏仁、桔梗、牛蒡子、藿梗、紫苏梗、荷梗等，次如佛手、木香、厚朴等流动之品，亦是行气除湿常用之药。治疗湿痹，不能操之过急，贵在守方，以湿邪重浊黏腻，难以速去故也。还应在守方的基础上灵活化裁，随证加减，以"湿为土气，兼夹最多"故也。

4. 热痹证治

热痹有湿热与热毒之别。湿热痹多由暑湿浸淫，或素体湿热较盛，或寒湿不解，郁久化热，湿热交蒸，阻于筋脉关节而成。其特点为多发于下肢，关节局部红肿热痛，有沉重感，且麻木痿软，兼见口渴不欲饮，烦闷不安，苔黄腻，脉濡数。治疗以清热利湿为主。方用当归拈痛汤或宣痹汤（《温病条辨》）。兼风者加秦艽、忍冬藤；热势较重者加黄柏、生石膏、知母；寒热夹杂者，当寒热并用，以桂枝芍药知母汤加减。

热毒痹（又称白虎历节、痛风），乃感受疫疠之气，或湿热之邪失于表散清解，热蕴成毒而成。其特点是起病急，变化快，病情重，关节焮红灼热，漫肿撑胀，疼痛剧烈，状如虎啮，昼轻夜重，并有发热、不恶寒、喜冷畏热、口渴欲饮、心烦、脉数、舌红苔黄等症。毒在气分者，治疗以大清气热、解毒通络为法，方如清瘟败毒饮或白虎汤加忍冬藤、栀子、连翘、蒲公英。如热盛伤阴，则佐入增液汤；如热毒入营，深入筋髓，可合入犀角汤；如夹痰夹瘀，关节肿硬，可用上中下通用痛风汤（《丹溪心法》）。

5.燥痹证治

《素问·阴阳应象大论》曰"燥胜则干"。燥痹的主要病机是阴血亏虚，津枯液涸，其表现为肢体关节隐隐作痛，不红不肿，伸屈不利，口舌干燥，肌肤干涩，燥渴欲饮。成因有三：气运太过，燥气横逆，如《素问·六元正纪大论》所言"天气急，地气明，阳专其令，炎暑大行，物燥以坚，淳风乃治，风燥横运，流于气交，多阳少阴"，感而受之，燥痹乃成；寒湿痹过用大热辛燥之品，耗伤津液，使筋脉失濡，正如《温病条辨·燥气论》所说"经谓粗工治病，湿证未已，燥证复起，盖谓此也"；素体肝肾亏虚，阴津不足，筋脉、关节失于濡养，不荣而痛也。

致痹之外燥多兼风热之邪，其治当滋阴润燥、养血祛风，方用滋燥养荣汤（《赤水玄珠》）加减；内燥血枯，酌用活血润燥生津散（当归、芍药、熟地黄、麦冬、天冬、瓜蒌、桃仁、红花）加减。因误治而成者，既有津血亏耗，阴虚内热，又多兼湿邪未净之证，其治较为棘手，滋阴则助湿，祛湿则伤津，故应以甘凉平润之品为主，佐以芳香化浊、祛湿通络之品。方用玉女煎去熟地黄，加生地黄、玄参、藿香、茵陈、地龙、秦艽等。

素体阴亏者，当滋补肝肾，健脾益气，以肾主五液、肝主筋、脾胃为气血生化之源故也。方用一贯煎加减，何首乌、肉苁蓉、鸡血藤、怀牛膝、山药、白扁豆等药可随证加入。

燥痹以阴血亏虚、津枯液涸、筋脉关节失濡为主要病机，治疗当以滋阴润燥为急，如有兼夹之邪，应在滋阴润燥的基础上佐以祛邪，但不可喧宾夺主。燥邪一解，湿开热透，经络畅通，痹痛乃除也。

6. 虚痹证治

痹病有虚实之分，以往论痹多注重于实，而人们通过大量的实践、观察，已逐渐开始注重虚痹的问题。虚痹乃指正气不足、筋脉失养所致的痹病，以及实痹久治不愈，过服温燥、苦寒、攻逐之品，正气受损而形成的虚实兼夹痹，其特点是病程长，反复发作，在肢体关节疼痛麻木、僵硬变形的同时，又有一派气血阴阳亏虚的表现。治虚痹不能与治实痹同日而语，虚痹正气损伤是其主要方面，决定病变转归的正气强盛与否。只有正气强盛，人体才能在药物的协同下祛除病邪，如果一味逐邪，不但邪不能祛，反而更伤正气，邪踞更深。正如吴鞠通所言，实痹单病躯壳易治，虚痹兼病脏腑、夹痰饮腹满等则难治（《温病条辨》）。治外者，散邪为急；治脏者，养正为先。所以，治疗虚痹必须从整体着手，缓缓为之，以扶助正气为本，佐以祛邪通络之药物。

以阳虚为主，除虚痹的共同特点外，症兼面色苍白、畏寒肢冷、腰膝酸软、尿多便溏、脉沉细迟弱者，方用济生肾气丸加鸡血藤、伸筋草、威灵仙；如以阴虚内热为主，症兼午后低热、五心烦热、夜热盗汗者，方用秦艽鳖甲汤，去乌梅、柴胡，加银柴胡、桑枝、海风藤、首乌藤；如以气虚湿盛为主，症兼面色萎黄、气短懒言、纳呆食少、肢体沉重者，方用升阳益胃汤加秦艽、鸡血藤、豨莶草；如表现为气血双亏，症兼面色少华、周身乏力、头晕短气、心悸失眠者，则用仲景之黄芪桂枝五物汤加太子参、茯苓、桑枝、威灵仙、首乌藤；如以肝肾亏虚主，症兼腰膝酸软、耳鸣头晕、视物不清者，以独活寄生汤加木瓜、松节、枸杞子等主之。

7. 顽痹（久痹）证治

顽痹是虚痹的进一步发展，证见脏腑功能日下，正气损伤日剧，邪气盘踞日深，经脉闭阻日甚。血滞生痰，湿凝为痰，痰瘀胶结，由经入络，由筋入骨。其特点是面色黧暗，神疲乏力，肌肉瘦削，关节肿大僵硬，甚则骨质破坏，关节畸形，痛如针刺，固定不移，局部可见痰核、瘀斑，肌肤干燥无泽，舌紫暗有瘀点、瘀斑，脉细涩。

顽痹的治疗，历来意见不一，有的医者主张涤痰搜风、活血通络，方用桃红饮（《类证治裁》）、活络效灵丹、大活络丹等；有的主张滋补肝肾、填精益髓、活血蠲痹，方如焦树德教授之补肾祛寒治尪汤和朱良春教授之益肾蠲痹丸等。对此证，路老多从补气血、滋肝肾、健脾胃、利关节入手，方如补血汤、独活寄生汤、黄芪桂枝五物汤、桂枝芍药知母汤等，均可化裁运用，酌加白花蛇舌草、乌梢蛇、蜂房、山甲珠、地龙、蜣螂等，以及活血止痛之乳香、没药、鸡血藤等，亦恒多收效。特别是产后之"鸡爪风"，更宜大补气血，峻补真阴，濡润筋脉，通利关节，不宜过用刚药，但需一定时日，不宜急于求功，否则事与愿违。脾胃虚弱者，用虫类药需慎重，或以佐入健脾和胃之品为宜。

四、路志正教授治疗类风湿关节炎的经验总结

1. 治痹病不可单用风药

在治痹方中，祛风药是不可缺少的，不仅行痹用之，寒、湿、热痹亦常佐入，不仅能祛风疏表，还有胜湿、散寒、通络止痛之功，热邪内郁时，亦当用风药以宣散、发越之。但祛风药其性温热、刚燥，能灼津耗液，用之过度不仅耗泄正气，还可使风变为火，寒化为热，由实而虚，加重病情。因此，祛风药不能单独、过多地使用，要根据病情适当配伍些血分药、阴分药，一方面可节制其刚燥之性，另一方面亦即"治风先治血，血行风自灭"之意。

2. 注重痰、瘀、燥、毒

治疗痹病，人们往往只注意风、寒、湿、热诸邪，对痰、瘀、燥、毒容易忽视，致使疗效不佳，病症时作时止。在痰、瘀、燥、毒存在的情况下，必须佐入祛痰、活血、润燥、解毒之品，方能提高疗效，缩短病程。痰与湿同出一源，但表现不同，湿未成痰时，关节多见漫肿，按之柔软；湿凝成痰者，按之较硬，关节局部可有痰核出现。瘀血内阻者，关节亦可肿硬，但局部皮肤黧暗，并可出现瘀斑，舌质紫暗。燥邪偏盛时，除见关节隐痛、屈伸不利等症外，并有口干咽燥、涎液减少、两目干涩等一派"燥胜则干"的症状。痹病之兼毒热者，关节多焮红、

灼热、漫肿憋胀、疼痛剧烈，并有发热口渴、喜冷心烦等症。临床上，当运用一般疗法效果不佳或病情反复发作时，应考虑到痰、瘀、燥、毒的存在，当详审细辨，随证施治，不可一味祛风散寒、清热除湿。

3. 痹病用药的加减

痹病的辨治虽论述于前，但同一痹病，所病的部位不一，用药当有加减，因为中药除了性味功能以外，尚有归经的特点，每一药物都有其善走的经脉与部位。手臂疼痛者，加片姜黄、桑枝、秦艽、威灵仙、山甲珠、桂枝；下肢疼痛者，加松节、木瓜、牛膝（风寒者用川牛膝，肾虚者用怀牛膝）；属风湿证者，加防己、木通、黄柏、蚕砂；颈背部疼痛者，加羌活、独活、葛根、蔓荆子、防风；腰部疼痛者，加独活、麻黄、狗脊、杜仲、桑寄生；小关节疼痛、郁久化热者，加丝瓜络、忍冬藤、鸡血藤、天仙藤；有痰阻者，加白芥子、僵蚕、胆南星、黄芩；有瘀血者，加桃仁、红花、乳香、没药、片姜黄、赤芍、泽兰；骨质破坏、关节变形者，加骨碎补、自然铜、生牡蛎、补骨脂等。番木鳖（马钱子）味苦性寒，有大毒，入肝、脾经，功能祛风活络止痛、散瘀消肿，强筋起痿，对急、慢痹病有一定效果，但含有番木鳖碱等剧毒成分，用量宜先从小量开始，逐渐加量，一般以 1～1.5g 为宜，最好是复方。孕妇体虚者忌服。

4. 治痹应重视健脾利湿

路老主张健脾利湿应贯穿类风湿关节炎治疗的始终。脾胃居中焦，脾主升清，胃主降浊，脾是后天之本，气血生化之源，胃主受纳，脾主运化，能运化水湿且散精以灌四旁营养全身。

脾胃衰弱，气血则无以化生，使人体不得滋养，若脾虚湿盛，则容易痰湿蕴结，最终湿邪痹阻，这是引发尪痹的重要因素，因此类风湿关节炎的治疗提倡从疾病初期便注意调理脾胃、健脾利湿。

5. 运用综合疗法

治疗痹病除上述诸法外，还应采取综合疗法。综合治疗包括洗、泡、熏患部等外治法，以及食疗等内治法，治疗时既可选用治本的药物，也可加用治标的药物，巧在配伍，若选配恰当，则相得益彰。对患者晚上关节疼痛较重、夜不能寐的情况，外治后能获得立竿见影的效果。外治时路老将痹证分为寒痹和热痹，寒痹常选用马鞭草、豨莶草、海桐皮、当归、川芎、千年健、追地风（地枫皮）、川乌、草乌、乳香、没药、苏木、防风、防己、蜂房、红花、延胡索，热痹常选用青风藤、鸡血藤、虎杖、络石藤、防风、防己、鹿衔草、乳香、没药、延胡索、雷公藤、金银花、连翘、大黄、芒硝。使用时选5～6味即可，药量据病情而定。煎出适量药汁熏洗后泡脚，每日1次，每次20～30分钟，避免烫伤，每剂可煎2次。如天气较冷药液易凉，肢体熏泡时可加用塑料布或雨布围盖保温。茶饮方主要适用于体质虚弱的患者，应根据体质不同，辨证选用药物。阴虚者选用太子参（或西洋参）、生山药、麦冬、木瓜、生地黄、阿胶、龟甲、玉竹、桑椹等，阳虚者选用杜仲、附子、党参、淫羊藿、五加皮、肉桂、狗脊、黄芪、当归等，气血不足者选用熟地黄、当归、白芍、党参、黄芪、大枣、枸杞子等，药味不宜过多。

参考文献：

［1］路志正.路志正医林集腋［M］.北京：人民卫生出版社，1990.

［2］路志正，焦树德.实用中医风湿病学［M］.北京：人民卫生出版社，1996.

［3］路志正.路志正风湿病学［M］.北京：人民卫生出版社，2017.

［4］员晶，唐晓颇，姜泉.路志正教授治疗类风湿关节炎的临床举例［J］.浙江中医药大学学报，2014，38（7）：851-852.

［5］黄梦媛，张华东，陈祎，等.路志正教授益气养血蠲尪痹［J］.中医药学报，2011，39（1）：25-27.

第七章

岭南的类风湿关节炎中医药传承

岭南医学流派源远流长。得益于务实敢干的岭南文化，岭南医学中风湿病学科的发展在近年来异军突起，也推动了中医风湿病诊疗领域的蓬勃发展。我的博士生导师陈纪藩教授曾任广州中医药大学第一附属医院院长，是广东省中西医结合学会风湿病专业委员会的创始人，其善用经方治疗类风湿关节炎，创立了"通痹灵"系列方药，是当代岭南中医风湿领域的领军人物。学术带头人邓兆智教授在广东省中医院从事临床一线工作五十余年，中西医结合的理念深深根植于她的临床实践。作为广东省中医药学会风湿病专业委员会的创始人，她常年躬耕临床一线，至今仍坚持查房和门诊工作，是广东省中医院风湿科的开拓者及临床科研的引领者，也是当代岭南中医风湿领域的标志性人物。

第一节　陈纪藩教授治疗类风湿关节炎的经验

一、陈纪藩教授学术成就简介

陈纪藩，男，江西省玉山县人。广东省名中医，广州中医药大学首席教授、博士生导师、博士后合作导师，第三、四批全国老中医药专家学术经验继承工作指导老师，国家中医药管理局风湿病重点专科、《金匮要略》重点学科学术带头人，教育部重点学科中医临床基础学科学术带头人。陈纪藩 1941 年出生于一个中医世家，1958 年进入广州中医学院（现广州中医药大学）六年制本科医疗专业就读，1964 年毕业后留校，之后一直在广州中医药大学《金匮要略》教研室、广州中医药大学第一附属医院从事中医教学、医疗和科研工作，历任广州中医药大学第一临床医学院副院长、第一附属医院院长，1991 年被评为教授，2001 年被遴选为首批《金匮要略》专业博士生导师，培养硕士、博士数十名，在风湿病领域成果丰厚。

　　1984 年 7 月，以"经典回归临床，临床促进经典"为目标，在陈纪藩教授的带领下，广州中医学院第一附属医院创建了"华侨病区"，病床 35 张，是全国第一个具有临床基地的中医临床基础学科。在全国中医药院校建立之初，《伤寒杂病论》《金匮要略》《温病学》被列为基础课，但中医经典理论与临床有些脱节。陈纪藩教授等学者率先提出中医经典理论从临床中来，需回到临床中去的观点，坚持经典学科的基础性和实践性统一，作为学术带头人创建了中医临床基础学科。2001 年，学科以全国同学科中排名第一的资格被国家中医药管理局评为重点学科，2002 年又以全国同学科中排名第一、免答辩的资格被确定为国家级重点二级学科。在 2002 年和 2008 年本科评优工作中，"经典回归临床"被专家评为广州中医药大学建设中最重要的特色之一。数十年来，"继承经典、运用经典"的理念影响着广州中医药大学几代莘莘学子，培养了大批中医药高层次优秀人才。

陈教授先后承担了 9 项包括国家自然科学基金重点课题在内的各级研究课题，在教学和科研方面硕果累累。1999 年、2000 年主持的"中医药治疗类风湿关节炎和系统性红斑狼疮作用机理的研究"与"通痹灵对 CIA 小鼠滑膜细胞 IL-1β、TNF-α 基因表达的影响"项目分别获得国家自然科学基金重大项目的资助，2009 年、2012 年指导的"南蛇藤配伍续断对胶原诱导性关节炎 CD28/CTLA4 调控作用的机理研究"与"南蛇藤配伍益母草对 CIA 滑膜细胞 MARK 信号通路的影响"再度获得国家自然科学基金的资助。参编的《汉英中医辞典》在1991 年获广东省中医药科学技术进步一等奖，1992 年获广东省科委科学技术三等奖。2005 年以"中医类专业课程优化整合的研究与实践"课题获广东省科委科技进步二等奖，2010 年"经方现代应用的临床与基础研究"课题获国家科学技术进步二等奖。

陈纪藩教授主编了"中医药学高级丛书"《金匮要略》《中医临床基础学》，主审了"中医经典百题精解丛书"《金匮要略》，参编了《中医大辞典（基础理论分册）》《金匮临证举要》《实用中医临床基本技能》。发表了"中药通痹灵对类风湿性关节炎患者血清自由基清除的作用""通痹灵治疗类风湿性关节炎 137 例临床研究""通痹灵对大鼠佐剂性关节炎滑膜细胞功能的影响""通痹灵对佐剂性关节炎大鼠滑膜细胞 TNF-αmRNA 表达的影响""通痹灵对佐剂性关节炎大鼠滑膜细胞产生 IL-1、TNF-α 及 PGE$_2$ 的影响""通痹灵对大鼠滑膜成纤维细胞增殖反应的影响""提高难治性类风湿性关节炎中医疗效的思路""通痹灵对胶原诱导性关节炎大鼠滑膜组织血管内皮生长因子表达水平的影响""通痹灵总碱对活化的小鼠T淋巴细胞CD69表达的影响""通痹灵对胶原诱导型关节炎大鼠软骨及其细胞代谢的影响""通痹灵对CIA大鼠软骨细胞凋亡及其调控基因p53、Bcl-2表达作用的比较研究"等多篇论文。

陈教授非常重视现代科学研究对于中医经典理、法、方、药的阐释和提升，于1988年开始研制通痹系列院内制剂。历经长期、多方面、多层次的实验，得出的结果表明，通痹灵及其代表性物质基础总生物碱具有抗胶原诱导型关节炎（CIA）和佐剂型关节炎（AA）的关节炎症、病理损害和关节破坏的作用，可明显抑制滑膜成纤维细胞的增殖，降低基质金属蛋白酶MMP2、MMP3、MMP9信使RNA和蛋白表达，并具有升高RA患者低下的CD3、CD8水平，降低CD4/CD8比值及B细胞数，抑制过亢的体液免疫的作用。陈教授团队还阐明了以经方桂枝芍药知母汤加减制成的通痹灵片等抗类风湿关节炎药物具有起效快、作用强、多环节、多靶点的作用特点，以及调节T细胞、滑膜细胞、巨噬细胞的作用机理，揭示了经方治疗RA的科学性和有效性，对中医药在临床的推广应用具有重要意义。

陈纪藩教授医德高尚，中医理论造诣深厚，医术精湛，疗效显著，学术成就斐然，为中医药事业的传承、发展和创新作出了卓越的贡献。

二、陈纪藩教授对类风湿关节炎病因病机的认识

陈纪藩教授在《黄帝内经》《金匮要略》等经典的理论基础上既有继承又有创新，结合现代科学研究风湿病的发病机理，认为类风湿关节炎的发生是由肝肾不足，气血虚弱，复感风寒湿邪所致。寒热错杂，虚实相兼，阴阳失衡是其主要病理特点。痰瘀互结，筋伤骨损是贯穿本病始终的基本病理环节。

陈纪藩教授认为，类风湿关节炎属于中医学"痹证"的范畴，与其有着相似的病因病机，即肝肾气血亏虚是发病的内因，而风寒湿邪侵袭则为发病的诱因。正如《黄帝内经》所言"正气存内，邪不可干""邪之所凑，其气必虚"，《金匮要略》所言"若五脏元真通畅，人即安和"，人体元真之气以先天精气为基础，赖后天水谷精微之培育，"元真通畅"即元真之气充盛而通行全身，各脏腑、经络等组织器官功能协调，整体生命运动保持相对稳态，则人体安和，不易受邪发病。而《黄帝内经》言"风寒湿三气杂至，合而为痹"，点明其发病与六淫邪气侵袭密切相关。"风邪"为百病之长，腠理空虚，客气邪风，善由外乘虚而入，流注关节。饮酒、劳汗、饮食不节等不良习惯致"湿浊"内生，内外"湿邪"相合而致湿痹，亦可积聚成"痰"，痰湿蕴结则肿。秋冬居处不慎，涉水饮冷，"寒邪"偏盛，可致经脉骨节挛缩痹阻，陈寒痼冷不除则疼痛不已、关节拘急。居处环境或气候湿热，或嗜烟饮酒、好肥甘厚腻者，"热邪"痹阻，则关节红肿热痛。病程迁延。寒凝气滞、经气不通，或痰湿胶着、阻碍气血流通，或阴亏血少不能充盈脉络，或（阳）

气虚不能行血，皆可导致"血瘀"，不通则痛，病情反复发作。

因此，在类风湿关节炎的发展和转归中，一方面，正虚招邪，邪恋复又伤正，如此反复，虚实相兼；另一方面，随着体质、药食、气候等因素的影响，风湿之邪或从阳化热，或从阴化寒，或阴损及阳，或阳损及阴，表现为寒热错杂、阴阳两虚的证候，终致脏腑功能失调，湿邪胶着不解，痰瘀凝结关节而筋伤骨损，肢体畸形废用。正虚有邪，寒热错杂，湿瘀互结，病情缠绵，经久不愈是本病常见的特点。陈教授据此提出"祛风除湿、补益肝肾、活血化痰、通络止痛"并用的治法，在经方桂枝芍药知母汤的基础上研制出具有知识产权的通痹灵片、通痹合剂和通痹合剂2号，取得了较好的临床疗效，并获得专利2项，形成了中医治疗类风湿关节炎的一大特色，丰富和发展了经典理论对类风湿关节炎病因病机的认识。

三、陈纪藩教授辨证论治类风湿关节炎的思路

陈纪藩教授认为，类风湿关节炎的发生关系到正邪两方面，其中正虚是内因，多由于先天禀赋不足或年高体弱，气血肝肾亏虚，从而导致筋骨失养。根据陈教授多年临床经验，辨治从正邪两方面入手，强调辨证最重要的是分清寒热和邪实正虚，辨邪实要分清楚风寒湿偏盛，辨正虚要分清楚何脏腑虚弱。陈教授通常将类风湿关节炎分为以下证治：

1. 风寒湿痹

主症：肢体关节疼痛、肿胀或重着，局部皮色不红，触之不热，晨僵明显，关节屈伸不利，遇冷则痛甚，得热则痛减，

或见恶风发热，汗出，肌肤麻木不仁，舌质淡或淡红，苔薄白或黄白相间，脉弦紧或浮缓或弦细。

治法：祛风散寒，除湿通络，或兼清热养阴。

方药：桂枝芍药知母汤加减。

组成：桂枝 15g，赤芍、白芍各 15g，知母 12g，防风 15g，白术 15g，制附子 12g，炙甘草 6g，或加生姜 3 片。

加减：风邪盛者，关节游走性疼痛，恶风，酌加羌活 12g，独活 12g，桑枝 30g，海风藤 30g，白芷 12g，七叶莲 30g，以祛风止痛；寒邪盛者，关节疼痛剧烈，得温则舒，加细辛 3g，以温阳散寒止痛；湿邪盛者，关节肿胀重着，肌肤麻木不仁，酌加粉草薢 30g，泽泻 15g，猪苓 15g，防己 12g，茯苓皮 30g，以利湿消肿。

煎服法：制附子先煎，余药常规煎煮服用。

2. 风湿热痹

主症：关节红肿热痛，或伴有积液，晨僵，肢体酸楚沉重，关节屈伸不利，或伴发热、口苦，口渴不多饮，食欲不振，舌质红或暗红，苔黄腻，脉弦或弦数。

治法：清热祛湿，通络止痛，或兼活血祛瘀。

方药：四妙散加味。

组成：苍术 15g，黄柏 15g，薏苡仁 30g，川牛膝 15g，泽兰 12g，粉草薢 30g，忍冬藤 30g，防风 15g，白花蛇舌草 30g，羌活 12g，独活 12g。

加减：湿热中阻者，纳呆便溏，舌苔厚腻，加茵陈 20g，土茯苓 30g，砂仁 10g，以行气化湿；湿热上攻者，咽喉肿痛，加桔梗 12g，岗梅根 30g，生甘草 10g，以利咽解毒；瘀热互结者，关节疼痛剧烈，加三七片 10g，全蝎 6g，姜黄 12g，以活血止痛。

煎服法：若加砂仁则后下，余药常规煎煮服用。

3. 痰瘀阻络

主症：周身关节疼痛剧烈，疼痛部位固定不移，关节屈伸不利，周围可见皮下硬结，肌肤甲错，肢体有瘀斑，口渴不欲饮，或见午后或夜间发热，舌质紫暗或有瘀点、瘀斑，舌苔白或薄黄，脉细涩。

治法：化痰祛瘀，搜风通络。

方药：桂枝茯苓丸加减。

组成：桂枝 15g，茯苓 20g，牡丹皮 12g，赤芍 15g，桃仁 12g，当归 12g，川芎 12g，威灵仙 15g，续断 15g，牛膝 15g。

加减：顽痹瘀血重者，加虫类药僵蚕 12g，乌梢蛇 12g，地龙 12g，全蝎 6g，以加强活血通络之功；关节肿胀经久不消者，加浙贝母 15g，姜黄 15g，白芥子 12g，橘红 12g，路路通 20g，以消痰散结通络。

煎服法：常规煎煮服用。

4. 肝肾不足

主症：关节疼痛日久，腰膝酸冷，屈伸不利，或手足拘急，或关节畸形、强直，头晕耳鸣，心悸不宁，肌肉瘦削，舌质淡红，苔薄白，脉沉。

治法：补益肝肾，蠲痹通络。

方药：独活寄生汤加减。

组成：独活 12g，桑寄生 30g，茯苓 20g，桂枝 15g，白芍 15g，熟地黄 15g，当归 12g，白术 15g，防风 15g，细辛 3g，盐牛膝 15g，盐杜仲 15g，续断 15g，秦艽 12g，熟党参 20g。

加减：病邪日久则伤阴，精血不荣，筋脉拘挛者，可用六味地黄丸（熟地黄 15g，山萸肉 15g，淮山药 20g，泽泻 15g，茯苓 20g，牡丹皮 12g），加鹿衔草 12g，丹参 15g，枸杞子 12g，女贞子 12g，石斛 15g，木瓜 12g，伸筋草 15g，以补肾养阴、舒筋活络。

煎服法：常规煎煮服用。

5. 气血亏虚

主症：肢体关节酸痛，肌肤麻木不仁，入夜尤甚，伴有神疲乏力，面色少华，头晕耳鸣，心悸气短，自汗，舌质淡红或淡胖，有齿痕，苔薄白，脉沉细或弱。

治法：益气养血，除湿通络。

方药：黄芪桂枝五物汤加味。

组成：黄芪 30g，桂枝 12g，白芍 15g，生姜 3 片，大枣 10g，熟地黄 15g，当归 12g，鸡血藤 30g，党参 20g，茯苓 20g，白术 15g。

加减：阳气亏虚，气血不能通达四肢，四末畏冷者，酌加制附子 12g，桑寄生 15g，骨碎补 15g，牛膝 15g，杜仲 15g，鹿衔草 15g，淫羊藿 15g，巴戟天 15g，以补益肝肾、强筋健骨、温阳散寒。

煎服法：制附子先煎，余药常规煎煮服用。

6. 寒热错杂，邪陷少阳

主症：寒热证候均不明显，肢体关节疼痛或肿胀，活动受限，或见少阳病诸症，舌质淡或淡红，舌苔黄白相间，脉弦细。

治法：平调寒热，和解少阳。

方药：小柴胡汤或半夏泻心汤加减。

组成：柴胡 10g，黄芩 15g，太子参 15g，法半夏 10g，石斛 15g，叶下珠 30g，七叶莲 30g，夏枯草 10g，茯苓 15g，白术 10g，炙甘草 6g，黑枣 6g，生姜 3 片。

加减：上肢关节病重者，加桑枝 15g，羌活 12g，威灵仙 12g，以祛风通络止痛；下肢关节病重者，加独活 12g，牛膝 15g，防己 12g，萆薢 30g，以通经活络、祛湿止痛。

煎服法：常规煎煮服用。

四、陈纪藩教授治疗类风湿关节炎的经验分析

陈教授认为整体观念是中医学的根本指导思想，我们诊病不能"只见树木不见森林"。一者，我们分析一个病的病机时需联系五脏六腑、气血津液，方能准确辨证；二者，许多风湿病的发生发展都和个体体质、饮食、情绪，以及居处环境、生活习惯、职业性质、气候变化等因素有关，我们眼里要有疾病，更要有患者和周边的其他环境。

辨病与辨证相结合，具体治法应因人而异。在同一疾病的不同阶段，根据不同辨证结果应采用不同治法，此即体现了同病异治之思想。例如，辨病为类风湿关节炎，其根本病机是肝肾气血亏虚，临床上当患者关节肿痛明显时，多数以邪实为主，

治疗应以祛邪为主，兼顾扶正。当湿热偏盛时先以清热祛湿、通络止痛为法，待湿热祛除后再以桂枝芍药知母汤加减祛风除湿、清热养阴，则肿痛渐消，最后则需补肝肾、益气血以培其本，方用独活寄生汤加减补肝肾、祛风湿以巩固疗效。通过整体观的思考，运用辨证论治之方法，灵活运用多种药物，获效更好。

陈教授十分强调脾胃之重要性。脾胃为后天之本，气血生化之源，肾之精气、肝之阴血均有赖于它运化的水谷精微的充养。脾胃健，气血旺，一者气血畅行，营卫调和，邪无所附；二者肝肾精血充盛，筋骨关节得以滋养。若脾胃受损，则药食皆拒而不纳，故顾护脾胃，不容忽视。临证之时，当细问饮食、二便情况，不要丢掉这些看似微不足道的细节问题，以此谨察胃气之盛衰；处方之时，即使无明显的消化道症状，亦当加用化湿开胃、制酸止痛之药，如砂仁、海螵蛸等；一旦出现脾胃受损的症状，则应以顾护脾胃为主。类风湿关节炎患者临床上多以脾虚胃热、寒热错杂为主，可用半夏泻心汤加减，调补脾胃，不仅可以改善患者的全身情况，同时也可以明显减轻一些抗风湿药对胃肠道的副作用，使患者能够坚持服药治疗。

类风湿关节炎是一种慢性的顽疾，治疗不能操之过急，需缓以持之。治疗本病应以提高疗效为前提，在准确辨证开具处方的同时，可辅以通痹灵片（每次 6 片，每日 3 次）和（或）昆藤通痹合剂（每次 12mL，每日 2 次）祛风除湿、活血通络止痛，外敷加味双柏散消肿止痛，尚可开展综合疗法如中药熏洗、离子透入、磁疗、药物注射、针灸按摩、蜡疗、火罐疗法等，充分发挥中医药的优势，同时应指导患者进行适宜摄养和功能锻炼，帮助其改善局部和全身功能，以提高生活质量。陈教授同时指出，我们坚守中医的阵地，但同时不可忽视西医的治疗，西医配合中医治疗，可取长补短。西药疗效确切，可共同使用控制病情，比如患者病情处于活动期，关节肿痛明显，可配合非甾体类抗炎药抗炎止痛，尽快减轻患者痛苦，已出现骨质破坏的可配合经典抗风湿药物甲氨蝶呤等控制病情，延缓病情进展。

参考文献

［1］林昌松.薪火相传——陈纪藩名老中医学术思想精粹［M］.广州：广东科技出版社，2014.

［2］刘清平，陈纪藩，林昌松，等.金匮要略原则指导风湿病治疗［J］.陕西中医，2009，30（9）：1245.

［3］陈光星，徐长春.陈纪藩教授治痹证的特点［J］.广州中医药大学学报，2000，17（2）：178-180.

［4］刘清平，陈宗良.陈纪藩教授治疗痹证经验［J］.四川中医，2001，19（1）：5-6.

［5］陈光星，黄鹂.陈纪藩在痹证中运用通法的经验［J］.江西中医药，2000，31（4）：5-6.

［6］刘敏.陈纪藩运用对药治疗痹证的经验［J］.中华中医药杂志，2006，21（10）：604-606.

［7］廖世煌，刘晓玲.陈纪藩教授治疗类风湿病经验简介［J］.新中医，1996，28（4）：13-14，16.

［8］林昌松，关彤，刘晓玲，等．陈纪藩治疗类风湿关节炎临证
　　经验述要［J］．中医药学刊，2004，22（2）：214-216．

［9］陈纪藩，沈晓燕，刘晓玲．提高难治性类风湿性关节炎中医
　　疗效的思路［J］．中国中医基础医学杂志，1999，5（9）：
　　14-15．

［10］陈纪藩，赵会芳．中医药治疗类风湿性关节炎的优势及研究
　　　中存在的问题［J］．新中医，1998，30（4）：63-64．

［11］关彤，林昌松，陈光星，等．通痹灵治疗不同证型类风湿关
　　　节炎212例疗效分析［J］．中国中医药科技，2004，11（4）：
　　　241-242．

第二节　邓兆智教授治疗类风湿关节炎的经验

一、邓兆智教授学术成就介绍

邓兆智，女，广东省广州市人。广州中医药大学教授、主任医师、硕士生导师。1946年出生于书香之家，1964年进入中山医科大学（现中山大学中山医学院）本科医疗专业就读，1970年毕业，分配到广东省连阳煤矿医院工作，1976年调入广东省中医院内科工作，1977年参加广州中医药大学中西结合学习班，学习中医基础理论、中医方药，从此开启中西医结合的医学道路，在广东省中医院从事中医教学、医疗和科研工作，其间主持的科研项目多次实现零的突破，使广东省中医院由纯临床型医院转变为集临床、科研、教学于一体的综合性医院，

1986 年创建广东省中医院风湿病专科。1992 年被评为副教授、副主任医师，同年被遴选为广州中医药大学硕士生导师，多年来培养硕士生数十名，其学生现已在各地成为风湿病领域的骨干力量。邓教授硕果累累，是风湿病领域德高望重的中西医结合领导者。

邓教授自 1990 年以来分别主持广东省厅局级、省科委重点开发项目、省自然科学基金、国家中医药管理局科研课题多项，并成功进行课题的科研成果鉴定。1990 年主持广东省科委重点开发项目"中药调肠胶治疗慢性结肠炎的临床研究"，1992 年主持广东省科委重点开发项目"中药鹤膝风合剂治疗类风湿关节炎的临床研究"，1995 年主持国家中医药管理局项目"复方雷公藤涂膜剂治疗活动期类风湿关节炎的实验与临床研究"。1995 年主持广东省自然科学基金项目"类风湿关节炎中医证候的计算机模式识别法应用研究"，与华南理工大学共同参与研究，科研成果获得业内一致肯定。1998 年主持国家中医药管理局课题"模糊信息综合法与 DME 方法对 RA 中医证候诊断的对比研究"，顺利结题并将科研成果用于指导临床实践。1999 年 3 月获广州中医药大学科学进步二等奖，2000 年获广东省中医药管理局科技进步二等奖。2002 年参与广东省中医药局"辨证论治加雷公藤涂膜剂对类风湿关节炎综合治疗方案的研究""骨炎 I 号聚乳酸微球制剂的研制"两项课题，指导科研方案的实施及临床操作。

邓教授参与了多部医学专著的编写工作，如参编《实用中医风湿病学》，主编《内分泌专病与风湿病中医临床诊治》等。

在国内外医学杂志上发表论文 20 余篇，包括"计算机模式识别法在类风湿性关节炎中医证型微量元素谱上的应用""类风湿性关节炎证候的探讨""计算机模式识别法对类风湿性关节炎中医证候判断与常规临床判断的应用""不同证型类风湿关节炎患者发样微量元素水平及其相关分析""类风湿性关节炎中医证候计算机数理统计方法初探""铜与疾病和免疫""复方雷公藤涂膜剂治疗类风湿关节炎的对比研究""雷公藤治疗类风湿关节炎制剂及毒副反应的概况""复方雷公藤涂膜剂对类风湿关节炎的抗炎与镇痛实验研究""复方雷公藤涂膜剂治疗活动期类风湿关节炎的临床再观察""类风湿性关节炎（RA）的中医证候研究""中药治疗骨质疏松症的用药规律探析""中西医结合治疗类风湿性关节炎临床观察"等。论文学术价值高，目前论著及论文仍被临床应用参考。

邓教授非常擅长中西医结合治疗各类风湿病，不拘泥于古人经验，不排斥西医手段，灵活运用中西医方法，在类风湿关节炎、系统性红斑狼疮、强直性脊柱炎等疾病的诊治方面均有较独特的个人见解。为传播中医药文化，推动中医风湿行业发展，1994 年广东省中医药学会风湿病专业委员会成立，邓教授担任主任委员 20 年。邓教授在任期间，广东省中医风湿病学事业蓬勃发展，地市级的风湿病专业委员会相继成立，风湿病诊疗的从业队伍逐渐壮大。2017 年，邓教授任广东省中医药学会风湿病专业委员会名誉主任委员。

邓兆智教授医德高尚，中医基础深厚，西医基础扎实，中西医融会贯通，医术高超，学术成就斐然，现仍兼任广东省中医院风湿科的学术带头人，继续传授经验，指导年轻风湿科医生成长，为广东省乃至全国的中西医结合风湿病学事业的传承、发展和创新作出了重大贡献。

二、邓兆智教授对类风湿关节炎病因病机的认识

1. 先天不足，复感风寒

邓兆智教授认为类风湿关节炎的发生是先天禀赋不足或素体正气亏虚，复感风寒湿之邪，气血不行，关节闭涩，或风寒湿热之邪留滞筋骨关节，久之损伤肝肾阴血，筋骨失养所致。邓教授把本病的特点概括为"虚、寒、湿、瘀、久、变"六个字。"虚"指素体正气亏虚，肝肾不足或劳累过度，损耗正气，此为本病的内因；"寒"指风寒外袭，寒凝血涩，痹阻经脉，久则经络、骨节不利，不通则痛，致关节疼痛不利；"湿"指湿性浸淫，缠绵难愈，且湿郁日久，化热成毒，热毒相搏，可见关节灼热肿痛；"瘀"指风寒湿热之邪留滞筋骨关节，气血痹阻，经脉不畅，日久成瘀，致关节肿大变形、僵硬；"久"指本病病程漫长，反复发作，除极少数患者病情呈自限性而自愈外，大多罹患终生；"变"指痹证日久，则内舍其合而致五脏诸多变证。这六个字可以见于所有类风湿关节炎患者，一个患者可以同时兼有两种及以上的疾病特点。就是因为这样的复杂多变的病机，导致类风湿关节炎无论在中医还是西医领域都是一个疑难病、慢性病。

2. 肝肾两虚为本，寒热错杂为标

邓兆智教授通过对类风湿关节炎患者症状、体征的长期研

究分析，认为肝肾两虚是本病最常见的证型，寒热错杂为其基本病理特点，且类风湿关节炎证候单纯者少，复合者多。本病初起以邪实为主，多见寒湿阻络或湿热阻络；晚期或慢缓解期常数证同见，表现为痰瘀阻络，气血亏虚、肝肾不足等，常伴有瘀血阻络等。

三、邓兆智教授辨证论治类风湿关节炎的思路

邓兆智教授通常将类风湿关节炎分为以下证治：

1. 风寒湿痹

主症：关节疼痛肿胀，屈伸不利，晨起僵硬不适，遇寒加剧，得热稍舒，腰酸膝软，易疲倦乏力，关节局部皮色不红，舌淡苔白，脉细弱。

治法：祛风宣痹，散寒祛湿。

方药：风湿偏盛者选用羌活胜湿汤加减。

组成：羌活 15g，独活 15g，细辛 5g，防风 15g，柴胡 15g，川芎 10g，秦艽 10g，茯苓 15g。

方解：此方集辛温发散之品，以羌活、独活、细辛、柴胡祛风除湿，再配以防风、川芎、秦艽辛润活血以通络，此所谓治风先治血，后殿茯苓斡旋中焦，复脾胃气机升降，绝风湿迁留之所，故而全方能有祛风湿通经络之效。

加减：寒湿偏盛者可选用甘草附子汤加减。药物组成为附子 15g，白术 20g，桂枝 10g，炙甘草 10g。

此方以气雄性烈之附子温经散寒，配以白术健运中土，佐以桂枝、甘草，即所谓辛甘发散为阳，运阳通络，故而全方能

有散寒湿通经络之效。

2. 风湿热痹

主症：关节红肿热痛，晨起僵硬难伸，活动受限，常伴有低热，心烦口渴不欲饮，小便短赤，舌红苔黄腻，脉濡数或滑数。

治法：清热除湿，通络止痛。

方药：宣痹汤合三妙散加减。

组成：黄柏 12g，苍术 10g，牛膝 12g，连翘 15g，滑石 15g，防己 12g，生薏苡仁 30g，甘草 6g。

方解：此方以苍术苦温燥中焦之湿以绝邪之源，薏苡仁、滑石、连翘、防己辛凉淡渗除下焦之湿以绝邪之路，牛膝、黄柏辛润苦寒以强筋健骨以固本源，配之以甘草和合诸药。

3. 痰瘀阻络证

主症：关节肿痛，日久不愈，晨起僵硬难伸，关节周围皮色暗黑，或痛处不移，呈刺痛、麻木、重着，面色黧黑，或关节变形，拘挛，或见关节周围痰核，舌质暗红或有瘀斑、瘀点，苔白腻，脉涩沉或弦涩。

治法：活血化瘀，通络止痛。

方药：身痛逐瘀汤。

组成：桃仁 20g，红花 10g，当归尾 6g，赤芍 15g，川芎 15g，牛膝 12g，秦艽 15g，地龙 12g。

方解：此方以牛膝辛润行下半身之血，川芎辛散活上半身之血，二药为君共行全身之血，当归、赤芍、秦艽活血养血，最后以桃仁、红花、地龙通络止痛。诸药共成活血化瘀、通络止痛之效。

4. 气血亏虚证

主症：关节酸痛，或略肿，神疲气短，面色㿠白，伴头晕乏力，心悸，大便溏，纳差，舌淡红，苔薄白，脉细软。

治法：益气活血，和营通络。

方药：邓氏益气养血补肾方。

组成：黄芪 20g，党参 15g，白术 15g，刺五加 30g，山茱萸 15g，枸杞子 20g，菟丝子 20g，女贞子 15，白芍 15g，当归 15g，鸡血藤 30g，炙甘草 5g。

方解：黄芪、党参、白术、炙甘草、刺五加益气补脾，补益后天以滋养五脏；山茱萸、枸杞子、菟丝子、女贞子生精益髓，补益先天，肾精充足，五脏才可旺盛；当归、白芍、鸡血藤具补血活血之功，全方益气养血补肾填精。

加减：阴虚明显者，加龟甲 20g，石斛 15g；阳虚明显者，加补骨脂 15g，鹿茸 5g（另炖）。

5. 脾肾亏虚证

主症：关节隐痛，或略肿，神疲气短，易疲乏，口淡不渴，大便溏，纳差，舌淡红，苔薄白，脉细软。

治法：益气活血，补益脾肾。

方药：邓兆智补肾健脾方。

组成：黄芪 20g，白术 15g，淫羊藿 15g，鸡血藤 15g，生地黄 15g，全蝎 5g，蜈蚣 2 条，续断 15g，狗脊 15g，刺五加 30g，甘草 5g，川芎 10g，白芍 15g。

方解：此方以黄芪、白术益气健脾，强健体质，淫羊藿、续断、狗脊、刺五加补肾强筋祛风湿，佐以全蝎、蜈蚣等虫类药物，配以鸡血藤、生地黄、白芍，既通经活络、舒筋活血止痛，又可防虫类辛窜耗阴。全方扶正培本，祛邪通络共用，合益气健脾，补肾活血之功。

6.肝肾阴虚证

主症：关节隐痛，或略肿，形瘦体弱，腰膝酸软，口干，舌红瘦，苔少或无，脉弦细。

治法：舒筋通络，滋养肝肾。

方药：邓兆智补益肝肾方。

组成：生地黄 20g，龟甲 15g（先煎），桑寄生 15g，白芍 15g，川牛膝 15g，枸杞子 15g，鸡血藤 15g，全蝎 5g，土鳖虫 10g，地龙 10g，白术 15g，甘草 5g。

方解：方中以甘凉配咸寒，以生地黄、桑寄生、枸杞子、白芍甘凉滋肾养肝，龟甲、牛膝、全蝎、土鳖虫咸寒潜阳通络，鸡血藤、地龙养血活血，白术、甘草甘温健脾。全方滋阴养血，补肾通络，以强健体质，病情向愈。

除上述六种常见证型外，瘀血阻络证常与类风湿关节炎的其他证型兼见，故对于类风湿关节炎之不同证型、不同病理阶段，均应配伍活血化瘀之品。

四、邓兆智教授治疗类风湿关节炎的经验总结

邓教授认为类风湿关节炎在中医学中属于"尪痹"范畴，虽然患者多数表现为关节肿痛、晨僵，但是人体是一个有机整体，我们要有整体观念，注重整体辨证论治，谨守虚实错杂、

痰瘀阻络之病机。

1. 类风湿关节炎复杂多变，需要分期治疗

（1）急性活动期宜清热解毒，祛湿消肿

类风湿关节炎急性活动期以热毒或寒湿为突出表现。历代医家多主张痹证有热者为风寒湿邪郁而化热，但邓教授认为热邪亦可直接侵犯人体而致痹，尤其是湿热之邪。类风湿关节炎活动期以寒热错杂证型居多，邓教授常以桂枝芍药知母汤加减治疗热毒明显者，加入金银花、白花蛇舌草、两面针（即入地金牛）、土茯苓等以清热解毒，关节肿胀明显者加木瓜、防己、川萆薢等以利湿消肿。而对于关节冷痛，遇寒加重者，邓教授因地制宜，认为岭南气候湿热，不宜使用大辛大热的乌头，而常加用细辛、制马钱子等以散寒止痛，以及姜黄、羌活、独活等以祛风除湿。

（2）中晚期宜补益肝肾，活血通络

类风湿关节炎中晚期以肝肾两虚、痰瘀阻络为突出表现。邓教授主张类风湿关节炎中晚期患者的治疗以补肾活血法为主，临证中常用独活寄生汤加减。因本病中晚期病邪深入经络骨髓，非走窜之物不能搜风通络，故常加用全蝎、蜈蚣、乌梢蛇等虫类之品。畏寒喜暖，手足不温，夜尿频多者，加巴戟天、淫羊藿、鹿角霜等以温肾助阳；腰膝酸软，眩晕耳鸣者，加女贞子、墨旱莲、桑椹、枸杞子等以滋养肝肾；病情日久，痰浊瘀血内生，阻滞经络者，常加用穿山甲、皂角刺、赤芍等以破血行血；病久气血两虚，面色苍白，气短乏力者，常加用大剂量黄芪、党参、黄精等，黄芪用量高达60g，着重补气而生血，

而不用阿胶、熟地黄等滋腻之品，以达到补而不腻之效。

2. 认为"细辛可过钱"

古代医家有"细辛不过钱"之说，主要是针对细辛的毒性而言。邓教授认为，细辛入汤剂则可以加大用量，因为以往细辛的入药部位是根部，现在一般是全草入药，而据研究，细辛全草煎煮后其煎液中挥发油的含量随煎煮时间增加而降低，在煎煮30分钟后细辛中的毒性成分黄樟醚的含量大大下降，不足以引起中毒。细辛在类风湿关节炎的治疗中多入汤剂，所以我们不能一味受"细辛不过钱"的观念束缚，以致影响细辛发挥其应有的功效。邓教授治疗类风湿关节炎时，细辛的最大量可用至30g，但必须在辨证准确无误的前提下才可大胆使用。

3. 善用雷公藤制剂

中药雷公藤具有祛风除湿、通络止痛、活血消肿之功效，临床上常用于风湿顽痹的治疗。但雷公藤的毒副作用较明显，常引起患者生殖系统、消化系统、血液系统及泌尿系统等多方面的损害，各地均有使用雷公藤造成中毒的报道。邓教授认为临床上使用雷公藤治疗类风湿关节炎一定要注意总量的控制，雷公藤起效到达药效顶峰的时间一般在服药后3个月左右，进入平台期后其药效就难以提高了，因此使用雷公藤治疗类风湿关节炎时，患者连续服用2～3个月即可。对于雷公藤相关制剂的使用，邓教授临床经验丰富，她的团队研制出复方雷公藤涂膜剂（组成：雷公藤、乳香、没药、生南星、川芎等）外用治疗类风湿关节炎，取得了较好的临床疗效，同时避免了长期口服雷公藤带来的毒副作用。而由雷公藤提取物雷公藤多苷制

成的雷公藤多苷片，因其对生殖系统的毒性大，往往用于老年
类风湿关节炎患者。该药效果明显，价格便宜，是邓教授在治
疗老年类风湿关节炎患者时优先选择的药物。

4. 中西贯通，疗效倍增

虽然多数类风湿关节炎患者以全身关节受侵犯为主，但因
其存在自身抗体，类风湿关节炎也会导致多系统受累。30% 左
右的类风湿关节炎属于难治型，难治型类风湿关节炎进展快，
很容易导致关节畸形而致残。邓教授认为对于这类型的患者，
应该采用中西医融合贯通的治疗手段，用西药尽快消除炎症，
抑制骨质破坏，同时辨证用方，扶正祛邪，让患者获得更佳的
疗效。特别是如今生物制剂的研究与应用广泛展开，邓教授认
为不能因为我们是中医，就排斥生物制剂的使用，只要是有效
的治疗手段，我们都可以运用。免疫抑制剂及生物制剂无法解
决的问题，中医药手段可以补其不足。同时，中医外治法丰富
多样，也是在临床上可以大胆开展的，比如火龙灸、火龙罐、
雷火灸可用于风寒阻络、痰瘀阻络、脾肾不足者，四黄水蜜可
用于湿热阻络型的类风湿关节炎患者。

第八章

源于类风湿关节炎瘀证病机的科研思路

第一节　创新性发现并提出"COX-2/TXA2正反馈自调节通路是类风湿关节炎血瘀病机的分子基础"

笔者团队根据古籍所载"久病多瘀，血瘀致痹"的中医经典理论，结合自身 30 余年的临床 RA 诊治心得，并经梳理、分析大量文献和总结团队各项科研成果，创新性地提出"血瘀是贯穿 RA 疾病始终的核心病机之一"的观点，从理论剖析、临床实践及基础研究等多个层面，在关节炎症、骨质破坏及内脏损害等多个维度，全面阐明 RA 的血瘀机制。以此为契机，团队经深入研究，在国际上首次发现并命名了"COX-2/TXA2正反馈自调节通路"，同时证实该通路介导的炎症微环境既参与了血管炎病理发展，又促进了病变细胞的异常增生与迁移，是构成血瘀证或血瘀病机的重要分子基础，从炎症分子机制角度进一步丰富了 RA 血瘀机制的科学内涵。

一、研究历程

近年来，关于 COX-2 及其主要下游产物 TXA2 的通路作用及炎症发展机制日益成为国内外学术界的热门研究话题。在中医学研究领域，TXA2 一直被视作血瘀证的重要分子基础，且研究发现 TXA2 可通过调控其受体 TXA2R 的表达以控制 COX-2 的应答，并对 COX-2 的细胞增殖效应存在一定介导作用，极有可能成为往后 RA 治疗的一个较为理想的新靶标。团队前期采用因子分析法分析了 168 例 RA 患者临床证候信息，结论得出，血瘀确实是贯穿于所有证候类型的重要病理因素，印证了 RA 患者"血瘀"证的普遍性。此外，利用基因芯片技术手段，进一步发现了 RA 患者滑膜组织中存在 G 蛋白偶联受体基因、凋亡相关基因等的异常表达，而 TXA2R 正属于 G 蛋白偶联受体。黄闰月教授团队将全人类基因谱表达芯片技术应用于 RA 患者滑膜组织扫描当中，并因此发现了在 RA 患者滑膜内存在 G 蛋白偶联受体基因的异常表达，不仅说明该类受体是 RA 治疗的重要靶点，亦侧面印证了"COX-2/TXA2 正反馈自调节通路"确实是 RA 血瘀病机的分子基础。

二、成果发现

TXA2 除可通过自身调节通路参与 RA 病情演变、滑膜细胞的增殖分化外，还可因其在体液水平的升高而引发 IPGI2 失衡，是血瘀证的一个重要指标，这可能与 TXA2 的促血小板聚集、血栓形成及介导微循环障碍的作用密切相关。简单概括 COX-2/TXA2 正反馈自调节通路的主要内容，即为炎症状态下 TXA2 可通过激活血栓素受体（TP 或 TBXA2R）介导 ERK/NF-κB 和 PI3K/AKT/CREB 等细胞内信号转导通路，在基因转录水平诱导多种炎症因子的产生，包括 COX-2 和血栓素合酶

（TBXAS1）。其中 COX-2 作为主要释放于炎症和肿瘤部位的诱导性酶，又可产生诸如 TXA2、PGE2、PGI2 等功能各异的下游产物，故膜磷脂经 COX-2 和 TBXAS1 的联合催化，最终易氧化代谢成为血栓素 TXA2 并释放至胞外，再次作用于血栓素受体 TBXA2R，构成循环往复的正反馈调节通路，持续促进炎症反应的发生，形成瘀血与炎症并存的微环境。

需要注意的是，此 COX-2/TXA2 正反馈激活通路介导的炎症微环境参与了血管炎病理过程，促进了病变细胞的异常增生与迁移，从而介导滑膜损害、骨质侵袭，是构成血瘀证或血瘀病机的分子基础，有别于经典炎症通路——COX-2/PGE2 通路。至此，团队在国际上首次成功发现并命名了"COX-2/TXA2 正反馈自调节通路"，并从炎症分子机制角度科学阐释了中医血瘀证候及病机的分子基础。

参考文献

[1] 储永良，黄清春，黄闰月，等.血栓素 A2 受体通过介导环氧酶 2 的合成增强类风湿关节炎滑膜细胞的增殖作用 [J].中国病理生理杂志，2014，30（6）：1110-1113，1118.

[2] 李文杰，黄闰月，晏菁遥，等.用因子分析法解析广东地区类风湿关节炎证候分型的特点 [J].中华中医药学刊，2014，32（10）：2359-2362.

[3] 黄闰月，储永良，何晓红，等.类风湿关节炎滑膜组织中多种 G 蛋白偶联受体 mRNA 的检测 [J].细胞与分子免疫学杂志，2013，29（4）：421-423.

［4］黄清春，储永良，何晓红，等．复方丹参对类风湿关节炎滑膜环氧酶下游通路的调节作用［J］．中国中西医结合杂志，2013，33（10）：1416-1419.

第二节　创立"化瘀通痹方""化瘀强肾通痹方"系列方剂

在中医学中，类风湿关节炎属于痹证范畴，《黄帝内经》最早提出了"痹证"概念，并提出"风寒湿三气杂至，合而为痹"的理念。随着研究的不断深入，痹证的临床表现让古代医家认识到，痹证不仅是简单地由风寒湿外邪痹阻导致的。到了清代，王清任提出了瘀血致痹学说，明确了瘀血作为痹病的病因。《类证治裁·痹证论治》也明确指出"诸痹，风寒湿三气杂合，而犯其经络之阴也。风多则引注，寒多则掣痛，湿多则重着，良由营卫先虚，腠理不密，风寒湿乘虚内袭，正气为邪气所阻，不能宣行，因而留滞，气血凝涩，久而成痹"，认为痹证病势缠绵的特点与瘀血关系密切。而在此基础上，叶天士亦提出了疾病"初为气结在经，久则血伤入络"的观点，其在治疗痹证时，常运用全蝎、地龙、穿山甲等活血化瘀药。故基于上述古籍挖掘和中医大家的治痹经验，我科团队提出了"血瘀是贯穿RA疾病始终的核心病机之一"的理念。

这一理念提出后，尚需基础研究及临床试验的佐证。现代研究经过试验发现，与非血瘀证RA患者或健康人相比较，血瘀证患者在炎症因子、血流动力学等多方面存在差异，其血液比较黏稠，流动缓慢，容易形成血栓，同时这类患者体内与RA发病、病情活动密切相关的炎症因子往往也大量增多，促使凝血或血栓形成。我科团队也通过细胞实验创新性地发现并提出 COX-2/TXA2 正反馈自调节通路是 RA 血瘀病机的分子基础，证明了血瘀与炎症之间的关系。在临床中，基于该理念，笔者从 1988 年起以复方丹参注射液为活血化瘀法代表开展科研工作，并将其成果推广应用到临床中，发现中药在治疗中靶点广泛、作用温和，在调节人体免疫功能、改善血液流变性、降低血浆黏度、抑制血管新生和血管翳形成等方面均有显著作用，取得了很好的疗效。但笔者发现，复方丹参注射液主要成分为丹参、降香的有效成分提取物，没有顾及 RA 患者表现出的怕风怕冷、阴雨天关节冷痛等寒湿症状。于是，一个贯彻活血化瘀法又兼顾类风湿发病特点的中药方剂应运而生。

《金匮要略》有云"病历节不可屈伸，疼痛，乌头汤主之"，《伤寒论》亦有主"脚挛急"之芍药甘草汤，此二方至今一直是用于治疗痹病的重要方剂。及至清代，叶天士和王清任均强调了化瘀治痹的核心思想。

国医大师朱良春是蜚声海内外的风湿病学家，他在秉承张仲景《金匮要略》理念的基础上提出了自己的见解。在朱老看来，本虚不足、痰瘀互结是类风湿的症结所在，故朱老治痹，扶正与祛邪化瘀并重。穿山龙是其中最具特色的代表性药物，现代药理学研究发现，穿山龙具有类激素的抗炎镇痛作用。

我科潘峰医生是国医大师朱良春老的嫡亲和学术传承人，在应用朱老学术思想治痹方面匠心独具。著名学者，时任澳门科技大学校长、现中国工程院院士刘良教授将两方合用，在港澳地区痹病患者中获得了良好口碑，更借助现代药理学和毒理学研究实现了方药剂量的最佳配伍。根据多年积累的临床观察数据与基础科研成果，基于类风湿血瘀病机，结合中医经典与国医大师朱良春学术思想，与刘良校长及我科潘峰副主任医师进行反复论证，我们提炼出了化瘀通痹方：丹参 30g，穿山龙 30g，制附子 10g，黄芪 20g，延胡索 15g，白芍 20g，甘草 6g。

RA 发展到后期，很多患者会出现关节畸形、骨侵蚀、骨质疏松等情况，同时相关研究也发现，大部分 RA 患者自发病起即存在骨破坏的发生和发展。那么，是否可在化瘀通痹方的基础上进一步优化，兼顾抑制骨破坏进展呢？

从西医学角度来看，RA 有两大基本病理特征：一是引起关节肿胀疼痛的滑膜炎，二是引发骨质破坏的血管翳。RA 导致滑膜出现炎症，若未及时治疗，滑液处在非正常状态，里面充斥着炎症因子，这些炎症因子会促进滑膜成纤维细胞增殖，以及血管内皮生长因子、血小板内皮细胞黏附因子过度表达，生成血管翳，打破人体正常的成骨细胞（促进骨头生长的一类细胞）与破骨细胞（破坏骨头生长的一类细胞）之间的平衡，导致骨质破坏速度快于骨质生长，就会出现骨侵蚀，在 X 线片上会呈现出一种特殊的影像，即骨头外层不完整，表面坑坑洼洼，好像被虫子咬了一样，医学上把这种情况叫作"虫噬样骨质破坏"。

从中医学角度来看，血瘀及肾虚皆可导致骨破坏。瘀血不去，新血不生，可进一步加重血瘀。血瘀不荣，髓失所养，化生无源，骨枯髓空，可致骨质疏松发生。《黄帝内经》认为"肾主骨"，焦树德教授主张"肾虚寒盛"为类风湿骨破坏的根本病机。肾主骨，当风寒湿三邪偏盛，肾虚真气虚弱之时，邪气乘虚犯肾，痹阻经络，关节闭塞，不得屈伸。肾虚久不得补益，肌表无力抗邪，复感风寒湿三邪，则邪可内舍其所合而逐渐深入，停留在骨，久不散去，骨不得肾阴滋养，不得肾阳温煦，以致骨萎，如同人长期没有好好吃饭就会体重减轻。因此焦老治疗这类患者时强调以补肾为本，治以补肾祛寒，在中药汤剂中重用骨碎补、补骨脂、杜仲等补肾壮骨药。有现代药理学研究发现，这些补肾壮骨药可以通过调节骨代谢，促进成骨细胞增殖分化，抑制破骨细胞增殖，发挥保护骨质的功效。

　　受上述焦树德教授补肾治尪等理念的启发，我科团队在化瘀通痹方的基础上进行改良，优化提炼出新的方药组成：丹参20g，穿山龙30g，黄芪30g，白芍20g，天山雪莲3g，杜仲20g，骨碎补20g，川续断15g，熟地黄15g，甘草10g。同时，我科团队对化瘀强肾通痹方进行临床研究，并得出结论：化瘀强肾通痹方与来氟米特疗效相当，且不良反应事件发生率比来氟米特低，特别是在肝功能异常方面；另外，化瘀强肾通痹方具有潜在的骨保护作用。

参考文献

［1］黄清春，储永良，何晓红，等.复方丹参对类风湿关节炎滑膜环氧酶下游通路的调节作用［J］.中国中西医结合杂志，

2013，33（10）：1416-1419.

[2] 吕媛，陈向红，黄闰月，等.化瘀强肾通痹方联合甲氨蝶呤治疗类风湿关节炎的临床观察[J].中国中西医结合杂志，2019，39（5）：547-552.

第三节 化瘀通痹方及化瘀强肾通痹方的相关研究

　　笔者团队基于三十多年来进行的活血化瘀法治疗 RA 的临床与基础研究得出的成果，结合朱良春国医大师"久痛多虚，久痛多瘀，久痛入络，久必及肾"的治疗理念，以及刘良院士以通经活络为要、同时重视活血化瘀的诊治思想，在中医经典方乌头汤、芍药甘草汤的遣方思路启发下，创制了化瘀通痹方（丹参、穿山龙、制附子、延胡索、黄芪、白芍和甘草）。后期融合焦树德教授的补肾治尪重要治则，抓住 RA 血瘀的核心病机，进一步将原方优化为化瘀强肾通痹方（丹参、穿山龙、黄芪、白芍、甘草、杜仲、骨碎补、川续断、熟地黄、天山雪莲）。针对该系列方的前期研发及后期临床应用，项目组以"临床疗效＋分子机制＋中药药理＋肠道微生态"的转化医学研究思路开展大量临床与基础研究，以期阐释其治疗 RA 的确切疗效及可能机制，同时形成了一套系统、成熟的中西医结合治疗方案，在改善 RA 患者的临床症状、减少药物不良反应及防治骨破坏等方面均发挥着重要作用。

一、基础研究

1.化瘀强肾通痹方的药学药效研究

（1）质量控制

项目组采用高效液相色谱法（HPLC）进行化瘀强肾通痹方的指纹图谱绘测和对比分析，发现不同批次的图谱基本一致。同时，项目组采用 UHPLC-ESI-LTQ 技术对全方中的 8 个主要化学成分进行鉴别并同时进行了测定，对方药进行了严格的质量控制研究。

（2）化瘀强肾通痹方可改善 II 型胶原酶诱导的关节炎症

现国际普遍采用患有由牛 II 型胶原所诱导的具备自身免疫反应特性的关节炎（即胶原诱导性关节炎，collagen induced arthritis，CIA）的动物作为 RA 动物模型。此类模型在发病机制、病理表现及临床症状等方面与人类 RA 相似，均具有对称性多关节炎、抗 II 型胶原抗体，以及滑膜血管翳增生、骨性侵袭等特点。而体外研究证实化瘀强肾通痹方及化瘀强肾通痹方联合甲氨蝶呤方案均可显著改善 CIA 诱导的关节肿胀、关节炎 X 线改变，并降低血清 TNF-α 和 IL-1β 等炎症细胞因子的表达，且整体效果优于甲氨蝶呤单药。

（3）化瘀强肾通痹方可通过调控 lncRNA uc.477/miR-19b 而抑制 RA 炎症反应的信号网络

长链非编码 RNA（long non-coding RNA，lncRNA）是近来广受重视的一类重要表观遗传调控因子，在自身免疫系统及 RA 炎性致病进程中发挥了关键的调控作用。团队研究发现，化瘀强肾通痹方可经体外抑制 RA 成纤维样滑膜细胞 lncRNA uc.477 的过度表达以促进 miR-19b 的表达，从而降低一系列炎症因子包括 TNF-α、IL-1、IL-6、IL-17A 和 IL-23 的表达，起到阻滞 RA 炎症信号网络的作用。

2. 肠道微生态研究——揭示以化瘀强肾通痹方为代表的活血化瘀法治疗类风湿关节炎的潜在机制

（1）动物模型肠道菌群研究结果

前期通过动物实验开展的化瘀强肾通痹方的肠道菌群研究预实验，发现"化瘀强肾通痹方 + 甲氨蝶呤"组动物的肠道菌群存在较为明显的特异性，提示该方案可能通过影响肠道微生态而发挥其疗效。另外通过 Alpha 多样性（Alpha diversity）对单个样品中物种多样性进行分析，发现模型组的菌群多样性最低，而给药后均有相应的提高。此外，项目组通过盒体的大小判断"化瘀强肾通痹方"组不同样品之间差异比较大（可能与样品数太少有关），而"甲氨蝶呤 + 化瘀强肾通痹方"组则相反，同组各样品间差异较少，提示该组可能存在较为特异的菌群谱。这些研究成果均在一定程度上说明了化瘀强肾通痹方与肠道菌群分布存在密切的联系。

（2）开展"化瘀强肾通痹方 + 甲氨蝶呤"方案临床患者肠道微生态研究

基于前期的研究结果，本课题组开展了基于化瘀通痹法联合甲氨蝶呤治疗方案的患者肠道微生态研究，该研究已获得院内专项支持。广东省中医院研究团队从肠道微生态入手，借助高通量测序及生物信息学分析，结合临床疗效评价和动物药效机制研究，多层面、系统地探讨了化瘀通痹方从瘀论治 RA 的肠道微生态物质基础，并在该层面上进一步明确活血化瘀法在治疗中的作用和机制。

（3）肠道微生态与类风湿关节炎发病及病情活动相关性研究

前期参与了华大基因和北京协和医院风湿科共同推进的 RA 肠道微生态研究，该研究在国际上首次同时进行口腔和肠道微生物菌群元基因组关联分析，并在 RA 患者的肠道和口腔微生物组中成功检测到存在菌群生态失调，且在予以相关 RA 治疗后部分缓解，进一步证实了肠道微生态与 RA 发病及疾病活动度的密切关系，初步揭示了 RA 的微生物标志物，随之提出了利用微生物组成进行预后和诊断的潜在方法。

二、临床疗效研究

项目组前期研究表明，化瘀通痹方联合甲氨蝶呤可显著改善 RA 患者的症状体征，降低血清学指标如 RF、ESR、CRP 的数值，降低疾病活动度，且在晨僵时间、关节压痛数、关节肿胀数、患者总体评分的改善上均优于来氟米特联合甲氨蝶呤组，同时不良事件发生率更低。

化瘀强肾通痹方联合甲氨蝶呤治疗 RA 12 周的 ACR20/50/70 达标率分别为 59.0%、33.3%、12.8%，同时经典联用方案来氟米特 + 甲氨蝶呤治疗 12 周后 ACR20/50/70 达标率分别为 55.3%、34.2%、18.42%，虽两组达标率的差异无统计学意义（可能与当时纳入观察分析病例数较少、治疗疗程仅 3 个月有关），但"化瘀强肾通痹方 + 甲氨蝶呤"组不良事件发生率明显低于

"来氟米特 + 甲氨蝶呤"组。

上述研究表明，"化瘀通痹方 / 化瘀强肾通痹方 + 甲氨蝶呤"与"来氟米特 + 甲氨蝶呤"疗效相当，但中西医结合治疗方案疗效更稳定，不良反应更少，患者耐受性较好，亦即说明了"化瘀通痹方 / 化瘀强肾通痹方 + 甲氨蝶呤"的中西医结合治疗方案的"效应 / 风险比"更高，侧面印证了血瘀确实是贯穿 RA 疾病始终的核心病机之一，表明化瘀通痹系列方在 RA 临床治疗上存在广阔的应用前景。

参考文献

［1］方剑乔，阚方巨 . 电针对胶原性关节炎大鼠的镇痛效应和抗体、IL-1β 水平的影响［J］. 浙江中医学院学报，2003，27（1）：57-60.

［2］Zhang X，Zhang D，Jia H，et al.The oral and gut microbiomes are perturbed in rheumatoid arthritis and partly normalized after treatment［J］.Nat Med，2015，21（8）：895-905.

［3］陈秀敏，黄闰月，晏菁遥，等 . 化瘀通痹方联合甲氨蝶呤治疗难治性类风湿关节炎临床观察［J］. 中国中西医结合杂志，2015，35（11）：1326-1330.

［4］吕媛，陈向红，黄闰月，等 . 化瘀强肾通痹方联合甲氨蝶呤治疗类风湿关节炎的临床观察［J］. 中国中西医结合杂志，2019，39（5）：547-552.

第九章

中西医结合治疗类风湿关节炎的临床研究

第一节　正清风痛宁治疗类风湿关节炎研究

一、研究背景

　　青风藤味苦、辛，性平，归肝、脾经，具有祛风湿、通经络、利小便等功效，其单味及复方汤剂内服与外用治疗风湿病已有一千多年历史。正清风痛宁缓释片（以下简称"正清风痛宁"）由中药青风藤的主要药理活性成分青藤碱（Sinomenine，SIN）生产制造而成。现代药理学研究显示，青藤碱有着类似 DMARDs 类药物的作用，可表现出抗炎、镇痛、免疫抑制、抗骨质破坏等功效，相关药效学研究和动物毒理研究进一步证实其毒副作用较传统 DMARDs 小。青藤碱制剂已成为我国 RA 治疗中常见的中成药之一，因此开展规范的临床研究，为正清风痛宁在 RA 治疗中的推广应用提供客观、有说服力的临床研究证据意义重大。

二、研究介绍

　　本研究为澳门科技大学中药质量研究国家重点实验室开放课题"青藤碱制剂联合甲氨蝶呤治疗类风湿关节炎的临床评价研究"（项目编号：MUST-SKL-2016-08）与湖南正清药业集团

合作项目"盐酸青藤碱单体中药制剂质量标准提升核心技术研究及应用"（湖南省战略性新兴产业科技攻关项目，项目编号：2014GK1058）的子课题，是时任澳门科技大学校长、现中国工程院院士刘良教授指导设计的一项单中心、开放性、随机对照、前瞻性的临床研究，已在中国临床试验注册中心完成注册（注册号：ChiCTR-IPR-15007415），并通过广东省中医院伦理委员会的伦理审查（伦理批件号：B2015-133-01）。

1. 纳入、排除标准

（1）纳入标准

①符合 1987 年 ARA 诊断标准或 2009 年 ACR/EULAR 分类标准。

②按 DAS28-CRP 评分，疾病处于活动期的患者（DAS28-CRP > 3.2）。

③年龄 18～65 岁。

④未曾接受 DMARDs 治疗，如甲氨蝶呤、来氟米特等。如曾接受 DMARDs 的治疗，需停用至少 1 个月。

⑤口服糖皮质激素的患者，则使用激素剂量相当于泼尼松的剂量必须稳定在 10mg/d，至少已持续 4 周。

⑥自愿参加试验研究，签署知情同意书。

（2）排除标准

①不符合以上纳入标准的患者。

②近 1 个月内未停用甲氨蝶呤、羟氯喹、柳氮磺吡啶、环磷酰胺、青霉胺和金制剂等 DMARDs 的患者。

③目前正在参加或本研究前 1 个月内参加过其他 RA 治疗

相关临床试验的患者。

④合并有严重关节外病变者，如心血管、肺部、肝脏、肾脏、造血系统疾病等严重疾病的患者。

⑤伴有活动性胃肠道疾病的患者，以及本研究前 30 天内有食道或消化道溃疡病史的患者（既往有消化道出血病史的患者不在排除之列）。

⑥孕妇或哺乳期妇女。

2. 脱落 / 剔除标准

临床试验方案规定符合纳入标准而因某种原因未完成试验或试验期间违反方案操作的病例，视为脱落 / 剔除病例。

（1）脱落标准

①出现不能耐受的不良事件、并发症或特殊生理变化，研究药物停药超过 14 天者。

②依从性差，用药数量和用药疗程不在 80%～120% 者。

③不愿继续参加本项研究（自行退出）或失访者。

④在非规定范围内合并用药，影响研究药物有效性和安全性判定者。

（2）剔除标准

①严重违反病例纳入标准者。

②入组后未使用研究药物者。

③无任何检测记录可供评价者。

3. 研究设计

（1）样本含量的估算

为比较正清风痛宁联合甲氨蝶呤与来氟米特联合甲氨蝶呤

治疗方案在活动性 RA 患者治疗中的有效性及安全性，根据前期预试验结果进行非劣性检验的样本估计，主要疗效指标设定为治疗后 24 周 ACR20 缓解率，检验水平 α=0.05，检验效能 1–β=0.8，试验组（正清风痛宁组）和对照组（来氟米特组）受试者数量按照 2∶1 进行随机分组，采用样本量估算软件 PASS 11 计算样本量得正清风痛宁组约需 70 例，来氟米特组约需 35 例，两组共需 105 例，考虑 RCT 脱失率一般应 < 20%（本研究设定为 15%），最终总样本量确定为 123 人。

（2）随机分组方法设计与实施

①本研究病例分组采用随机化方法，研究单位将通过统计软件 SPSS 17.0 生成随机数字表，随机分为两组，编制随机分配卡，并用信封封好，并编好序号；

②随机分配给患者的顺序号，将成为代表患者身份的号码，出现在病例报告表上；

③研究单位将告知研究者一个受试者的顺序号，研究者确认号码无误后，打开相同顺序号的信封，这些信封中有随机编号及这个随机号所对应的治疗手段。

（3）盲法的设计与实施

由于试验过程中掺杂了多种干预措施，难以实施盲法，故未采用盲法设计。本试验为开放性研究。

（4）治疗方案

①正清风痛宁组（试验组）：正清风痛宁，每次 120mg，每日 2 次，口服；甲氨蝶呤片，每次 10～15mg，每周 1 次，口服。

②来氟米特组（对照组）：来氟米特，每次20mg，每日1次，口服；甲氨蝶呤片，每次10～15mg，每周1次，口服。

③试验观察时间：24周。

④合并用药：参与试验的患者在治疗前及观察期间均允许使用NSAIDs药物或小剂量激素（等量于强的松5～10mg/d），并视情况给予叶酸片、补钙药（针对使用激素者）、护胃药（针对胃肠道不适明显者）等对症治疗。

（5）疗效观察和安全性指标

① ACR20达标率；

② DAS28-CRP评分；

③安全性观测项目。

4. 研究结果

研究结果部分参考了编者之一伍嘉琪的毕业论文数据进行展示，更详细的临床研究结果已发表于杂志《Phytomedicine》，有意愿了解的读者可下载文章详读。

截至2018年2月，本试验共纳入有效病例120例，其中正清风痛宁组73例，来氟米特组47例，正清风痛宁组脱落/剔除11例，来氟米特组脱落/剔除7例，两组的脱失率均为15%，其中4名患者未能随诊至24周。

（1）ACR20达标率分析

根据完成治疗4周、12周、24周的患者数据显示，正清风痛宁组与来氟米特组ACR20达标率比较，差异均无统计学意义（$P > 0.05$）（见表9–1）。

表9-1 治疗4周、12周、24周后两组间 ACR20 达标情况的比较

治疗时间（周）	组别	ACR20 达标 n（%）	ACR20 未达标 n（%）	χ^2	P
4	正清风痛宁组	21（35.6）	38（64.4）	0.001	0.975
	来氟米特组	14（35.9）	25（64.1）		
12	正清风痛宁组	47（79.7）	12（20.3）	0.105	0.746
	来氟米特组	30（76.9）	9（23.1）		
24	正清风痛宁组	56（94.9）	3（5.1）	0.984	0.321
	来氟米特组	34（87.2）	5（12.8）		

（2）DAS28-CRP 评分

根据完成治疗4周、12周、24周的患者的相关数据显示，正清风痛宁组与来氟米特组 DAS28-CRP 评分比较均无统计学差异（$P > 0.05$）（见表9-2）。

表9-2 治疗4周、12周、24周后两组间 DAS28-CRP 评分的比较

治疗时间（周）	组别	病例数 n	$\bar{x} \pm s$	M（Q）	F/Z	P
0	正清风痛宁组	59	4.21 ± 0.78	3.99（0.96）	-2.391	0.017*
	来氟米特组	39	4.64 ± 0.98	4.47（1.4）		
4	正清风痛宁组	59	3.62 ± 0.89	3.64（1.12）#▲	2.422	0.123※
	来氟米特组	39	3.78 ± 0.93	3.41（1.09）#▲		
12	正清风痛宁组	59	2.77 ± 0.94	2.53（1.02）#▲	0.554	0.458※
	来氟米特组	39	3.17 ± 0.83#▲	3.18（1.03）		
24	正清风痛宁组	59	2.39 ± 0.86	2.18（1.13）#▲	0.665	0.417※
	来氟米特组	39	2.69 ± 0.84#▲	2.55（1.24）		

注：* 两组间治疗前后比较采用非参数检验；※ 两组间治疗后比较采用协方差分析；#▲与同组治疗前相比，$P < 0.01$。

（3）安全性观察指标

结果显示，两组间脱发、皮疹、消瘦、白细胞下降、血红蛋白下降等不良反应发生率比较差异无统计学意义（$P >$ 0.05）；转氨酶升高、胃肠道不适发生率方面，两组比较差异有统计学意义（$P < 0.05$），同时注意到正清风痛宁组发生皮疹的比例相对更高，这与需注意患者使用正清风痛宁时可能出现皮疹等过敏反应的临床使用经验相符（见表9-3）。

表9-3　治疗期间两组不良反应出现情况比较

不良反应	正清风痛宁组 n（%）	来氟米特组 n（%）	χ^2	P
转氨酶升高	4（5.5）	9（19.1）	4.206	0.040
胃肠道不适	7（9.6）	12（25.5）	5.453	0.020
脱发	1（1.4）	4（8.5）	2.082	0.149
皮疹	8（9.6）	1（2.1）	2.067	0.150
消瘦	0（0）	2（4.3）	—	0.151
白细胞降低	1（1.4）	1（2.1）	0.000	1.000
血红蛋白降低	6（8.2）	3（6.4）	0.000	0.986
合计	27	32	—	

5. 研究结论

前瞻性研究初步结果表明：对比甲氨蝶呤联合来氟米特的经典治疗方案，正清风痛宁联合甲氨蝶呤的综合治疗方案同样能够有效控制炎症，改善关节症状和功能，提高患者生活质量，且安全性更高，但我们需要关注使用正清风痛宁的患者可能出现皮疹、皮肤瘙痒等不良反应的情况。

参考文献

［1］Huang RY, Pan HD, Wu JQ, et al. Comparison of combination therapy with methotrexate and sinomenine or leflunomide for active rheumatoid arthritis：A randomized controlled clinical trial［J］. Phytomedicine, 2019, 57：403−410.

［2］Chen XM, Huang RY, Huang QC, et al. Systemic Review and Meta-Analysis of the Clinical Efficacy and Adverse Effects of Zhengqing Fengtongning Combined with Methotrexate in Rheumatoid Arthritis［J］. Evid Based Complement Alternat Med, 2015：910376.

第二节　痹祺胶囊治疗类风湿关节炎研究

一、研究背景

痹祺胶囊是根据安徽省名老中医吴香山先生祖传药方保寿丸研制而成的药物［批准文号：（1991）卫药准字 Z-85 号］。痹祺胶囊由马钱子（调制粉）、党参、茯苓、白术、牛膝、三七、川芎、丹参、地龙、甘草 10 味药物组成，具有益气养血、祛风除湿、活血止痛的作用。陈秀敏等人对痹祺胶囊治疗 RA 相关的 RCT 及 CCT 进行筛选和 Meta 分析，结果显示痹祺胶囊联合甲氨蝶呤治疗 RA 在改善临床症状体征方面比单用甲氨蝶呤效果好，且不增加不良反应发生率［RR=0.71，95% CI=

（0.34，1.50），$P > 0.05$］，提示痹祺胶囊联合甲氨蝶呤的中西医结合治疗方案在 RA 治疗中具有较好的安全性，同时现代药理学研究提示，痹祺胶囊具有对骨及软骨的潜在保护作用。

二、研究介绍

本研究为笔者 2016 年承接的一项横向课题，是由欧洲抗风湿病联盟专家参与指导设计并全程参与的多中心、前瞻性、开放性、随机性临床研究，客观评价痹祺胶囊联合甲氨蝶呤治疗 RA 的骨保护疗效。课题通过了广东省中医院伦理委员会伦理审查（批件号：B2016-073-01），已于中国临床试验注册中心（http://www.chictr.org.cn）完成注册（注册号：ChiCTR-IPR-16009029）。

1. 纳入标准

①符合 ACR/EULAR 诊断标准，中医辨证为风湿痹阻证、寒湿痹阻证、痰瘀痹阻证或气血亏虚证，影像学进展为Ⅰ、Ⅱ、Ⅲ级的 RA 患者。

②年龄 18～65 岁。

③自愿参加试验研究，并由受试者或其家属（监护人）签署知情同意书。

④西医诊断标准参照 2009 年 ACR/EULAR 分类标准。

⑤中医诊断标准参照中华人民共和国中医药行业标准《中医病证诊断疗效标准》中"尪痹"诊断标准（ZY/T001.1-94）。

2. 排除标准

潜在受试者如果满足以下任何一项，均将被排除：

①不符合上述西医诊断标准的患者。

②影像学为IV级的患者（参照 1987 年 ARA 分类标准）。

③未获得知情同意的患者。

④至少 1 个月内未停用糖皮质激素、甲氨蝶呤、羟氯喹、柳氮磺吡啶、环磷酰胺、青霉胺和金制剂等免疫抑制药或慢作用药物的患者。

⑤目前正在参加或本研究前 1 个月内参加过其他 RA 临床试验的患者。

⑥患者本人是直接参与本试验工作的研究者。

⑦有可能无法完成本研究全过程的患者。

⑧不适宜用此临床试验方法进行治疗的患者。

⑨合并有严重关节外病变者，如患有严重的肾脏淀粉样变、缩窄性心包炎、中枢神经系统血管炎等疾病的患者。

⑩ 合并有心血管、肺部、肝脏、肾脏、造血系统疾病等严重疾病的患者。

⑪ 伴有活动性胃肠道疾病的患者，以及本研究前 30 天内有食道或消化道溃疡病史的患者（既往有消化道出血病史的患者不在排除之列）。

⑫ 孕妇或哺乳期妇女。

⑬ 精神病患者。

⑭ 研究者认为不宜进行此项临床试验者。

3. 剔除标准

①严重违反病例纳入标准者。

②入组后未使用研究药物者。

③数据收集不完整者。

④在非规定范围内合并用药，影响研究药物有效性和安全性判定者。

4. 脱落标准

①出现不能耐受的不良事件、并发症或特殊生理变化，研究药物停药超过 14 天者。

②依从性差，用药数量和用药疗程不在 80%～120% 者。

5. 研究方法

（1）随机方法

采用简单区组随机，由第三方统计学人员完成程序编写和随机序列生成，将生成的患者顺序号及对应的随机数字和分组结果制成一次性不透光密码信封，信封中有随机编号及这个随机号所代表的治疗手段，患者按其进入研究的顺序，依次取得相应序号的随机信封。病例报告表（case report form，CRF）附上信封随机分组结果。

（2）盲法

本研究为开放性试验，但使用第三方盲法评价，即疗效由独立于本研究且不知道患者组别、干预措施、分期的第三方进行评价。

（3）样本含量

截至本研究启动前，尚无痹祺胶囊在治疗 RA 上的可反映骨保护作用的双手 X 线评分的疗效数据，故难以估算样本量。本研究拟各组纳入 60 例，共 120 例。

（4）治疗方案

①痹祺胶囊＋甲氨蝶呤（试验组）：甲氨蝶呤，每次10～15mg，每周1次；痹祺胶囊，每次1.2g，每日2次。以上方案治疗1月后，DAS28无改善者，加来氟米特，每次10mg，每日2次。

②甲氨蝶呤＋来氟米特（对照组）：甲氨蝶呤，每次10～15mg，每周1次；来氟米特，每次10mg，每日2次。

（5）合并用药

所有合并用药均详细地记录在CRF中。

（6）疗程及随访

疗程为52周，研究结束后随访至64周。随访时间：筛选期±7天、4周±7天、12周±7天、24周±7天、52周±7天。

（7）观察的疗效指标：

①改良的Sharp-van der Heijde评分（SHS）。

②骨密度（bone mineral density，BMD）。

③ACR20达标率等。

6. 研究结果

研究结果分析为笔者所在单位完成的研究的部分，本多中心研究首次将RCT临床研究与代谢组学相结合，研究成果已发表于杂志《Chinese Medicne》，有意愿了解的读者可下载文章详读。

截至2018年2月，本研究中心共纳入47例患者，试验组25例，对照组22例。截至2019年2月，试验组3例病例脱落，对照组8例病例脱落。

（1）改良的 Sharp-van der Heijde 评分（SHS）

根据 Shapiro-Wilk 检验，治疗前的试验组和对照组 SHS 评分不符合正态分布，采用 Mann-Whitney 检验，差异无统计学意义（P=0.083 ＞ 0.05），具有可比性。经治疗，两组的 SHS 评分比较差异无统计学意义（P=0.064 ＞ 0.05），治疗前后两组间差值无统计学意义（P=0.400 ＞ 0.05）（见表 9-4）。

表 9-4　治疗 52 周前后 SHS 评分及差值

时间点	试验组（n=18）	对照组（n=13）	Z	P
治疗前 M（P25～P75）	4（0，27）	13（4.5，32）	−1.733	0.083
治疗后 M（P25～P75）	4（0，29.25）	10（6.50，35.50）	−1.853	0.064
差值（治疗后 – 治疗前）M（P25～P75）	10（−57.75，−37.00）	15（−57.00，−19.50）	−0.841	0.400

试验组治疗 52 周后 SHS 评分提示关节狭窄和骨侵蚀改善者 3 例（16.67%），评分无变化者 10 例（55.56%），进展者 5 例（27.78%）；对照组治疗 52 周后 SHS 评分改善者 4 例（30.77%），无变化者 1 例（7.69%），进展者 8 例（61.54%）。采用秩和检验，结果：Z=−0.901，P=0.368 ＞ 0.05，差异无统计学意义（见表 9-5）。

表 9-5　治疗 52 周后 SHS 变化情况

分组	进展	无变化	改善	Z	P
试验组 n	5	10	3		
试验组 %	27.78	55.56	16.67	−0.901	0.368
对照组 n	8	1	4		
对照组 %	61.54	7.69	30.77		

（2）骨密度（BMD）

试验组与对照组在治疗前与治疗后分别采用秩和检验，BMD 差异无统计学意义。试验组治疗 52 周后正常骨量、骨质疏松的患者比例增加，低骨量患者比例下降，治疗前后比较，差异无统计学意义（P=0.902 > 0.05）；对照组中低骨量的患者比例增加，骨质疏松的患者比例下降，差异无统计学意义（P=0.883 > 0.05）（见表 9–6）。

表 9–6 治疗 52 周前后 BMD 分级变化情况

时间点	试验组			对照组			Z	P
	正常骨量	低骨量	骨质疏松	正常骨量	低骨量	骨质疏松		
治疗前 n	8	9	1	8	2	3		
%	44.44	50.00	5.56	61.54	15.38	23.08	–0.332	0.740
治疗后 n	9	7	2	8	3	2		
%	50.00	38.89	11.11	61.54	23.08	15.38	–0.425	0.671

（3）ACR20 达标率

治疗 4 周后，试验组和对照组的 ACR20 达标例数分别为 14、9，达标率分别为 60.87%、45.00%。经 Pearsonχ^2 检验，治疗 4 周后，两组 ACR20 达标率差异无统计学意义（P=0.298 > 0.05）。治疗 12 周后，试验组和对照组的 ACR20 达标例数分别为 21、13，达标率分别为 91.30%、65.00%。经连续校正，治疗 12 周后，两周 ACR20 达标率差异无统计学意义（P=0.082 > 0.05）。治疗 24 周后，试验组和对照组的 ACR20 达标例数分别为 21、16，达标率分别为 91.3%、80.00%。经连续校正，治疗 24 周后，两组 ACR20 达标率差异无统计学意义（P=0.531

＞0.05）。治疗 52 周后，试验组和对照组的 ACR20 达标例数分别为 22、16，达标率分别为 95.65%、80.00%。经连续校正，治疗 52 周后，两组 ACR20 达标率差异无统计学意义（P=0.263 ＞0.05）（见表 9–7）。

表 9–7　各时间点两组治疗前后 ACR20 达标率比较

治疗时间（周）	组别	病例数 n	达标 n（%）	未达标 n（%）	χ^2	P
4	试验组	23	14（60.87）	9（39.13）	1.083	0.298
	对照组	20	9（45.00）	11（55.00）		
12	试验组	23	21（91.30）	2（08.70）	3.024	0.082
	对照组	20	13（65.00）	7（35.00）		
24	试验组	23	21（91.30）	2（8.70）	0.392	0.531
	对照组	20	16（80.00）	4（20.00）		
52	试验组	23	22（95.65）	1（04.35）	1.255	0.263
	对照组	20	16（80.00）	4（20.00）		

7. 研究小结

从本中心的数据来看，我们可以得出痹祺胶囊联合甲氨蝶呤的中西医结合治疗方案是治疗 RA 的有效方案，虽然从本研究设计的主要疗效指标，即影像学指标上并未得到阳性结果，但双手正位 X 线片的影像学结果值得我们关注。众多国内外研究者均认为 RA 骨破坏是不可逆转的，但试验组中 55.56% 的患者在 1 年的疗程后，从 SHS 评分上并未看到进展，且有 16.67% 的患者骨破坏得到改善，这也在一定程度上提示痹祺胶囊联合甲氨蝶呤在治疗 RA 上具有一定的骨保护潜质。

参考文献

［1］Chen XM，Wu JQ，Huang QC，et al. Systematic review and meta-analysis of the efficacy and safety of Biqi capsule in rheumatoid arthritis patients［J］. Exp Ther Med，2018，15（6）：5221-5230.

［2］张冬梅，李宝丽. 痹祺胶囊对胶原诱导性关节炎大鼠骨桥蛋白表达的影响［J］. 中华中医药杂志，2017，32（3）：1359-1362.

［3］Wang Z，Wu J，Li D，et al. Traditional Chinese medicine Biqi capsule compared with leflunomide in combination with methotrexate in patients with rheumatoid arthritis: a randomized controlled trial［J］. Chin Med，2020，15（1）：1-15.

第三节　通络开痹片治疗类风湿关节炎研究

一、研究背景

通络开痹片由马钱子、当归、红花、川牛膝、全蝎、木瓜、荆芥、防风组成。君药为马钱子，臣药为当归、红花、川牛膝，佐药为全蝎、木瓜，使药为荆芥、防风。其中，马钱子、全蝎具有通络止痛、散结消肿、镇痉息风的作用，当归、红花、木瓜、川牛膝具有活血祛瘀、养血温通、补肝肾、通血脉而利关节的作用，防风、荆芥具有祛风散寒、胜湿止痛的作用。现代药理学研究显示，通络开痹片具有镇痛、消炎、免疫调节的作用，其以中枢镇痛为主要机制。通络开痹片临床应用广泛，能有效治疗类风湿关节炎、痛风性关节炎、骨关节炎、创伤性关节炎等关节肿痛，为中国中西医结合学会风湿病专业委员会推荐使用药物。

类风湿关节炎、骨关节炎在中医学中均属于"痹证"范畴。中医药治疗此类疾病有悠久的历史，通络除痹是治疗的基本原则。临床上常在西医常规治疗的基础上联合中医药治疗，往往能达到标本兼治的效果。通络开痹片具有祛风通络、活血散结的作用，在临床上广泛应用于各类疾病导致的关节肿痛。为进一步评价通络开痹片治疗各类关节肿痛的临床疗效开展本项真实世界研究。

二、研究介绍

1. 研究目的

评价真实世界中通络开痹片对关节炎（类风湿关节炎、膝骨关节炎）的治疗效果和安全性，产生大样本量临床循证证据，为临床合理用药及优化治疗方案提供依据。

2. 研究设计

多中心、前瞻性注册登记研究。

3. 样本量

计划纳入受试者 1000 例。

4. 研究对象

参研单位门诊或住院的关节炎（类风湿关节炎、膝骨关节炎）患者。

5. 纳入标准

受试者必须满足以下所有入选标准才可入选本研究。

①符合 2010 年 ACR/EULAR 的 RA 诊断标准。

②纳入时关节疼痛 VAS 评分 ≥ 3 分。

③计划要服用通络开痹片的受试者，签署知情同意书时年龄 ≥ 18 周岁，性别不限。

④若受试者目前正在使用 DMARDs 药物治疗，必须在入组前已稳定剂量治疗至少 1 个月；使用来氟米特或生物制剂治疗的受试者，必须在入组前已稳定剂量治疗至少 3 个月；受试者 2 周内未使用激素，或使用激素的受试者需已稳定剂量治疗至少 2 周（剂量 ≤ 10mg/d）；若受试者使用 NSAIDs 或其他镇痛药治疗 RA，必须在入组前已稳定剂量治疗至少 1 周。

⑤自愿签署知情同意书，愿意遵守临床研究方案完成本研究。

6. 排除标准

①合并有严重的心脑血管、肝脏、肾脏、造血系统疾病等原发性疾病及精神疾病，或影响其生存的其他严重疾病，经研究者判断，不适合参与试验。

②6 个月内有创伤、韧带损伤、骨折或手术史，导致疼痛或功能问题。

③妊娠和哺乳期妇女。

④近 6 个月内有生育计划者。

⑤正在参加另一项临床研究者。

⑥研究者认为不适合参加研究的患者。

7. 治疗方案

研究药物及用法用量：通络开痹片，每日不超过 3 片，口服。

8. 主要疗效指标（治疗前后变化情况）

疼痛视觉模拟评分 VAS。

9. 次要评价指标（治疗前后变化情况）

① ACR20 评分。

② DAS28 评分。

③ CDAI 评分。

④类风湿关节炎中医症状评分。

通络开痹片治疗 RA 真实世界研究仍在进行，目前已纳入 900 余例患者，以期为通络开痹片疗效及安全性评价提供真实可靠的临床数据。

第四节　风湿与疼痛三联序贯疗法的应用

一、三联序贯疗法介绍

风湿与疼痛三联序贯疗法又名正清风痛宁"金三角"特色疗法，是一种将电致孔透皮给药技术和内治、外治相结合的系统性综合治疗方法，以电致孔透皮技术为核心，联合局部肌内注射（定点介入）正清风痛宁注射液和口服正清风痛宁缓释片治疗各类风湿与疼痛类疾病。该疗法内外兼治，标本兼顾，起效快，且疗效稳定，不良反应小，患者耐受性好，操作简单易行，已被中国中医药科技开发交流中心列为科技成果推广项目，并由中国中西医结合学会风湿病专业委员会向全国推广应用。

三联序贯疗法有三要素，即透皮给药、注射给药及口服给药。

①透皮给药：采用能高效渗透正清风痛宁药物的原道电致孔药物渗透复合治疗仪进行透药治疗，适用于因各种原因不能打针的患者，特别适用于临床急性肿痛期患者的治疗，对患处局部治疗效果明显。

②注射给药：在局部注射正清风痛宁注射液，以达到快速消炎镇痛，缓解红肿、疼痛等症状的目的，配合经络腧穴理论疗效更佳。正清风痛宁注射液采用高纯度有效单体（盐酸青藤碱）作为主药原料，其作用机理明确，有效性和安全性均有保障，生物利用度高，通过局部透药或局部肌内注射给药，适用于临床急、重症的治疗。

③口服给药：使用国内首个中药缓释制剂正清风痛宁缓释片或联合其他中西药物，可用于治疗各类风湿与疼痛性疾病，多于前期口服一周以进行药物脱敏，主要用于正清风痛宁注射液局部治疗后的整体药物巩固，因风湿类疾病大多属于长病程的慢性病，虽可利用针剂快速改善临床指标，但仍需要后期口服缓释片进行药物维持治疗，降低疾病复发率。

风湿与疼痛三联序贯疗法在病灶局部给药，局部药物浓度高，能迅速缓解关节肿胀与疼痛症状，联合口服制剂以维持稳定的血药浓度，能提高生物利用度，提高疗效。与常规的单一口服、常规局部给药或其他途径给药相比较，该疗法具有给药方式独特、操作简便、局部药物浓度高、安全性好、疗效肯定等优势，并能改善患者预后。整个治疗过程患者满意度、依从度均很高。

二、三联序贯疗法应用范围

风湿与疼痛三联序贯疗法目前被广泛应用于治疗腰椎间盘突出症、骨质增生、颈肩腰腿痛、类风湿关节炎、强直性脊柱炎等多种慢性疼痛性疾病。例如，电致孔导入正清风痛宁注射液在改善类风湿关节炎患者的症状、体征和病变活动性方面均具有良好的作用，其机制可能与对人体非特异性免疫、细胞免疫和体液免疫的抑制作用，对细胞因子的调节作用，以及诱导细胞凋亡等有关。除此之外，一项随机对照研究显示，三联序贯疗法观察组的 IL-6、TNF-α、WOMAC 评分和 VAS 评分均低于对照组，且 Harris 评分和有效率均高于对照组（$P < 0.05$），这表明三联序贯疗法能有效降低髋关节骨性关节炎患者的炎性介质水平，减轻炎症反应引起的疼痛症状，恢复患者的髋关节功能。在利用电致孔脉冲仪配合正清风痛宁透皮给药治疗腰椎间盘突出症方面，有研究结果表明其有效率为 100%，随访 36 个月后患者均无复发。正清风痛宁有祛风湿、通经络、止痹痛之功效，现代药理学研究表明，正清风痛宁还有活血化瘀、改善微循环和促进组织胺释放的作用，从而使病理产物清除，疼痛减轻，病情缓解。

三、三联序贯疗法发展情况

1. 得到中国中西医结合学会风湿病专业委员会权威推荐

2011 年 4 月，中国中西医结合学会风湿病专业委员会在长沙召开的全国中西医结合风湿病研究进展学习班上，十余位国内知名的风湿病学专家介绍了正清风痛宁的基础与临床研究进展情况，对正清风痛宁"金三角"特色疗法治疗风湿疼痛的理论与方法进行了深入的研讨与总结，正式向全国各级医疗机构进行推广。

2. 获得国家科技进步奖项

湖南正清制药集团与澳门科技大学共同研究完成的"抗关节炎中药制剂质量控制与药效评价方法的创新及产品研发"项目，荣获 2012 年度国家科学技术进步二等奖。正清风痛宁是国内第一个在风湿与疼痛治疗领域获得国家科技进步奖项的中药制剂。

3. 成为国家中医药管理局科技成果推广项目

中国中医药科技开发交流中心于 2015 年同意将"风湿与疼痛三联序贯疗法"列入中国中医药科技开发交流中心中医药科技成果推广项目，在全国进行临床应用推广。

4. 入选广东省卫生健康委员会适宜技术推广项目

风湿与疼痛三联序贯疗法成为 2019 年度广东省卫生健康适宜技术推广项目，向广东省内的乡镇卫生院、社区卫生服务中心、县级公立医院和村卫生室推广，帮助提升基层医疗卫生机构技术人才队伍的服务能力。

5.费用经济

正清风痛宁为高纯度单体药，与普通中成药制剂相较，成分明确，作用机理清楚，安全性较高，相关研究表明其不仅可缓解疼痛等症状，且能改善预后，疗效较好。正清风痛宁系列药物已被纳入国家医保药物目录，其中正清风痛宁缓释片已被纳入国家基本药物目录，性价比高，可用于广大基层患者的慢性疼痛临床治疗。

6.基层覆盖率逐步提高

目前国内已有一万多家医疗机构应用该项技术治疗各类风湿与疼痛疾病，该项技术也已被国内近三千家医院投入临床应用。目前广东省中医院作为牵头单位，以广东省风湿与疼痛专科医联体为平台，在广东省内21个地区的中医院及其他医院开展"风湿与疼痛三联序贯疗法"相关培训班，将这一项中医特色适宜技术推广普及到基层，已惠及二百余家基层单位。

参考文献

［1］吴克光，李晶.正清风痛宁三联序贯疗法治疗腰椎间盘突出症的临床疗效［J］.临床合理用药杂志，2020，13（12）：85-87.

［2］蒋玲，杨青龙.运用正清风痛宁三联序贯疗法结合小针刀及龙氏骨盆整复手法治疗骶髂关节错位所致慢性疼痛的心得［J］.中医临床研究，2020，12（10）：29-31.

［3］程凌，黄铝，熊伟.正清风痛宁三联序贯疗法治疗髋关节骨性关节炎临床观察［J］.中国中医药现代远程教育，2021，19（6）：95-97.

第十章

类风湿关节炎数据挖掘的
真实世界分析与评价

以 2016—2018 年广东省中医院风湿科患者为例，对类风湿关节炎临床常用药物，从炎症指标、安全性指标等方面进行评价。患者人数与例次分别为 2481 人、19877 例次。

在对患者基本信息（性别、年龄）进行统计时发现，男性和女性患者的年龄都集中在 50～60 岁，而不同年龄组女性患者人数普遍比男性人数要多 5～10 倍。女性患者中年龄最小的是 10 岁，最大的是 87 岁；男性患者中最小年龄为 25 岁，最大年龄为 84 岁。女性患者集中发病年龄区间（35～70 岁）比男性的要大，且人数更多（见图 10-1）。各项数据集分别按照"甲氨蝶呤＋来氟米特＋痹祺胶囊""甲氨蝶呤＋痹祺胶囊""甲氨蝶呤＋来氟米特＋正清风痛宁""甲氨蝶呤＋正清风

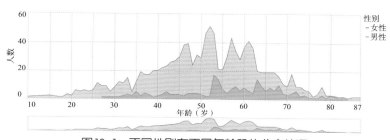

图10-1 不同性别在不同年龄段的分布情况

痛宁""甲氨蝶呤 + 正清风痛宁 + 痹祺胶囊""甲氨蝶呤 + 来氟米特"6 种用药方案进行划分（见表 10-1）。

表 10-1　患者性别及年龄分布情况

方案	女性			男性		
	平均年龄（岁）	例次	人数	平均年龄（岁）	例次	人数
甲氨蝶呤 + 来氟米特 + 痹祺胶囊	51.7 ± 11.4	357	101	53.3 ± 9.5	42	20
甲氨蝶呤 + 痹祺胶囊	50.9 ± 13.1	714	142	64.8 ± 13.7	76	24
甲氨蝶呤 + 来氟米特 + 正清风痛宁	49.7 ± 12.7	2906	419	56.4 ± 11.9	658	89
甲氨蝶呤 + 正清风痛宁	50.8 ± 13.7	1854	320	56.3 ± 13.8	359	58
甲氨蝶呤 + 正清风痛宁 + 痹祺胶囊	51.9 ± 12.3	67	24	58.6 ± 11.6	9	2
甲氨蝶呤 + 来氟米特	52.3 ± 13.7	3805	518	56.1 ± 12.1	950	104

　　我们对患者激素类药和消炎止痛类药的用药情况进行了统计（见表 10-2）。在这 6 个用药组中，"甲氨蝶呤 + 来氟米特"组的患者人数和例次都是最多的，分别有 1295 人（占总人数的 52.2%）和 8158 例次（占总例次的 41.0%）；"甲氨蝶呤 + 正清风痛宁 + 痹祺胶囊"组患者人数和例次最少，分别有 61 人（占总人数的 2.5%）和 180 例次（占总例次的 0.9%）。从不同方案的用药情况（激素类用药和消炎止痛类用药）看，不管是哪一组方案，激素类用药的比例都显著低于消炎止痛类用药的比例。

表10-2　不同用药方案下的用药情况统计

方案	例次	例次占比（%）	例次占比-激素（%）	例次占比-消炎止痛（%）	人数	人数占比（%）	人数占比-激素（%）	人数占比-消炎止痛（%）
甲氨蝶呤+来氟米特+痹祺胶囊	827	4.2	27.2	62.2	256	10.3	32.0	73.0
甲氨蝶呤+痹祺胶囊	1480	7.4	18.2	61.1	382	15.4	24.6	72.8
甲氨蝶呤+来氟米特+正清风痛宁	5548	27.9	11.5	42.0	1003	40.4	23.7	65.6
甲氨蝶呤+正清风痛宁	3684	18.5	17.9	53.8	759	30.6	30.2	66.9
甲氨蝶呤+正清风痛宁+痹祺胶囊	180	0.9	12.8	50.0	61	2.5	14.8	72.1
甲氨蝶呤+来氟米特	8158	41.0	15.1	37.0	1295	52.2	24.4	61.3
总计	19877	100	15.3	44.5	2481	100	29.2	70.9

我们对数据中患者的就诊时间（14天为一疗程）进行了统计，在这些患者中最长用药时间（包含所有用药情况）为1087天，最大就诊次数为140次。结合数据的中位数情况，一般情况下，患者大多会连续用药（包含所有用药情况）227天，就诊18次。

通过对不同组别的激素类用药例次占比进行统计，从这些图中我们可以看到"甲氨蝶呤+来氟米特"组的激素用药量呈逐渐下降趋势，其余组的情况不稳定，无法观察到上升或下降趋势（见图 10-2 至图 10-7）。

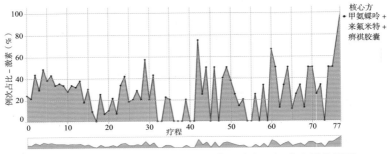

图 10-2 "甲氨蝶呤 + 来氟米特 + 痹祺胶囊"组激素用药情况

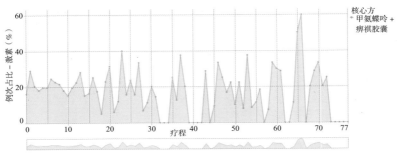

图 10-3 "甲氨蝶呤 + 痹祺胶囊"组激素用药情况

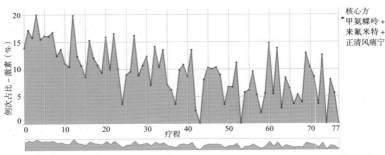

图 10-4 "甲氨蝶呤 + 来氟米特 + 正清风痛宁"组激素用药情况

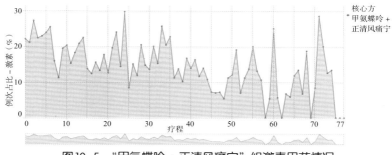

图10-5　"甲氨蝶呤＋正清风痛宁"组激素用药情况

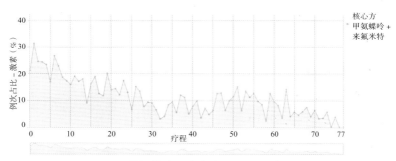

图10-6　"甲氨蝶呤＋来氟米特"组激素用药情况

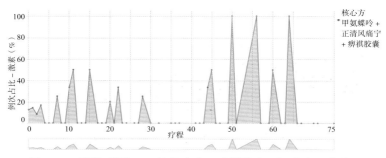

图10-7　"甲氨蝶呤＋正清风痛宁＋痹祺胶囊"组激素用药情况

　　我们以患者治疗间隔180天为一个观察点节点，对不同组别炎症指标超敏C反应蛋白（hs-CRP）的变化情况进行了统计。其中，"甲氨蝶呤＋来氟米特＋正清风痛宁"组（绿色，方案 3）和"甲氨蝶呤＋来氟米特"组（黄色，方案 4）都呈下降趋势，说明这两组用药方案能起到降低炎症指标的效果，其余四组的图像起伏不大，在往后的一些时间节点中还会出现突然上升的情况，如"甲氨蝶呤＋来氟米特＋痹祺胶囊"组（深蓝色，方案 1）、"甲氨蝶呤＋正清风痛宁"组（红色，方案 5）和"甲氨蝶呤＋正清风痛宁＋痹祺胶囊"组（紫色，方案 6），特别是"甲氨蝶呤＋来氟米特＋痹祺胶囊"组，在节点 1 及节点 2 之间（用药 180～360 天）有突然的上升的情况，往后也有急速下降情况，但都不能降至开始观察时的数值。"甲氨蝶呤＋正清风痛宁"组和"甲氨蝶呤＋正清风痛宁＋痹祺胶囊"组，刚刚开始变化情况不明显，但在后面的一个时间点中有急速上升的过程（见图 10-8）。

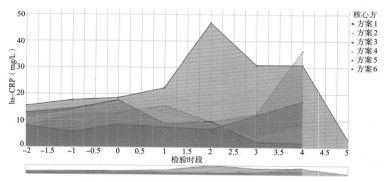

图10-8　不同组别用药方案对炎症指标的影响

在对不同用药方案对 ESR 指标的影响情况统计中发现，各个组别用药方案前期对 ESR 的影响效果不明显，但后期"甲氨蝶呤＋来氟米特＋痹祺胶囊"组与"甲氨蝶呤＋正清风痛宁"组都有一个急速上升的趋势，而"甲氨蝶呤＋来氟米特＋正清风痛宁"组则有下降的趋势。"甲氨蝶呤 + 来氟米特 + 正清风痛宁"组相对于其他组别来说，对患者的 ESR 指标有较好的控制效果（见图 10–9）。

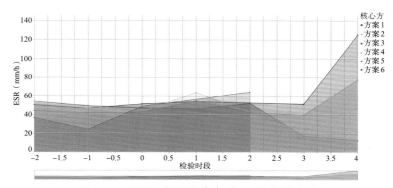

图10–9 不同组别用药方案对 ESR 指标的影响

从 RF 的数值变化情况来看，"甲氨蝶呤 + 痹祺胶囊"组（蓝色，方案 2）和"甲氨蝶呤 + 来氟米特 + 正清风痛宁"组都有下降的趋势，而"甲氨蝶呤 + 来氟米特 + 痹祺胶囊"组和"甲氨蝶呤 + 正清风痛宁"组在 3 节点以后出现了反弹的情况（见图 10–10）。

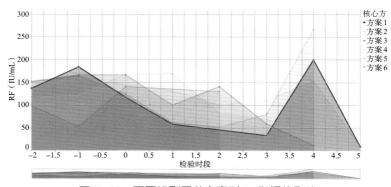

图10–10 不同组别用药方案对 RF 指标的影响

从不同用药方案对于 hs-CRP、ESR、RF 指标影响的箱图来看,"甲氨蝶呤 + 正清风痛宁 + 痹祺胶囊"组对于指标的控制效果较好(见图 10–11 至图 10–13)。

对于不良反应的发生情况,我们分别统计 6 种用药方案对肝功能和肾功能指标〔谷丙转氨酶(ALT)、肌酐(Cr)、谷草转氨酶(AST)、尿素(Urea)〕的影响情况。

在对 ALT、Cr、AST 等指标的影响方面,"甲氨蝶呤 + 正清风痛宁 + 痹祺胶囊"组和"甲氨蝶呤 + 来氟米特 + 痹祺胶囊"组的结果相似,与其余组对比影响较小。在对 Urea 影响的统计方面,6 组用药的影响效果相差不大(见图 10–14—图 10–17)。

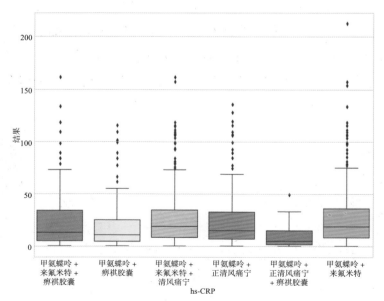

图10–11　各组 hs-CRP 数值箱图

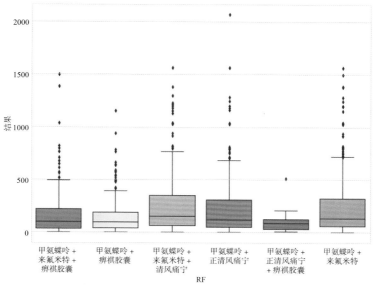

图10-12　各组 RF 数值箱图

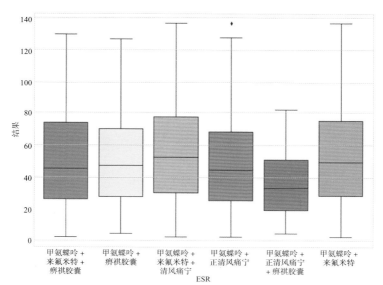

图10-13　各组 ESR 数值箱图

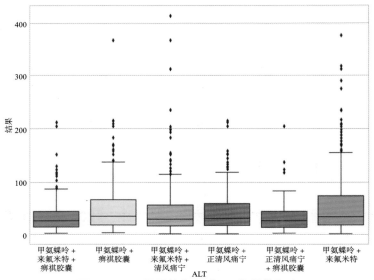

图10-14　不同用药方案对 ALT 指标的影响

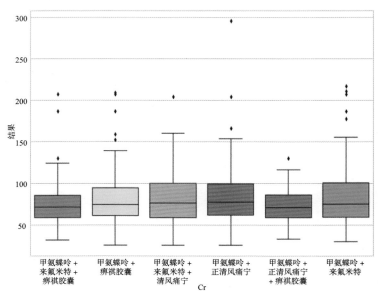

图10-15　不同用药方案对 Cr 指标的影响

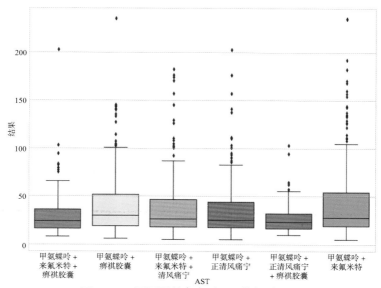

图10-16 不同用药方案对 AST 指标的影响

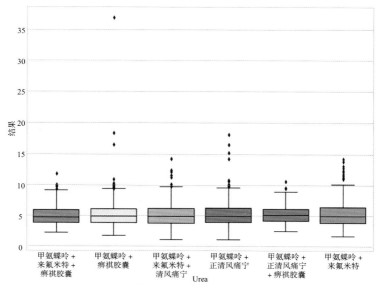

图10-17 不同用药方案对 Urea 指标的影响

对图 10-14 至图 10-17 中的离群点进行统计，结果如表 10-3 至表 10-6 所示：

表 10-3　ALT 离群点分析

项目名	方案	人数	总人数	人数占比（%）
ALT	甲氨蝶呤 + 痹祺胶囊	20	382	5.24
ALT	甲氨蝶呤 + 来氟米特 + 痹祺胶囊	13	256	5.08
ALT	甲氨蝶呤 + 来氟米特	54	1295	4.17
ALT	甲氨蝶呤 + 正清风痛宁	20	759	2.64
ALT	甲氨蝶呤 + 正清风痛宁 + 痹祺胶囊	1	61	1.64
ALT	甲氨蝶呤 + 来氟米特 + 正清风痛宁	6	1003	0.60

表 10-4　AST 离群点分析

项目名	方案	人数	总人数	人数占比（%）
AST	甲氨蝶呤 + 痹祺胶囊	20	382	5.24
AST	甲氨蝶呤 + 来氟米特 + 痹祺胶囊	11	256	4.30
AST	甲氨蝶呤 + 来氟米特	41	1295	3.17
AST	甲氨蝶呤 + 正清风痛宁	14	759	1.84
AST	甲氨蝶呤 + 来氟米特 + 正清风痛宁	10	1003	1.00

表 10-5　Cr 离群点分析

项目名	方案	人数	总人数	人数占比（%）
Cr	甲氨蝶呤 + 正清风痛宁	87	759	11.46
Cr	甲氨蝶呤 + 正清风痛宁 + 痹祺胶囊	4	61	6.56
Cr	甲氨蝶呤 + 痹祺胶囊	25	382	6.54
Cr	甲氨蝶呤 + 来氟米特	29	1295	2.24
Cr	甲氨蝶呤 + 来氟米特 + 正清风痛宁	5	1003	0.50

表10-6 Urea 离群点分析

项目名	方案	人数	总人数	人数占比（%）
Urea	甲氨蝶呤 + 痹祺胶囊	17	382	4.45
Urea	甲氨蝶呤 + 正清风痛宁	26	759	3.43
Urea	甲氨蝶呤 + 来氟米特 + 痹祺胶囊	2	256	0.78
Urea	甲氨蝶呤 + 来氟米特	7	1295	0.54
Urea	甲氨蝶呤 + 来氟米特 + 正清风痛宁	4	1003	0.40

对"甲氨蝶呤 + 来氟米特"组、"甲氨蝶呤 + 来氟米特 + 正清风痛宁"组、"甲氨蝶呤 + 来氟米特 + 痹祺胶囊"组这3组的肝肾功能数据进行对比，可以发现在"甲氨蝶呤 + 来氟米特"组的基础上加入中成药痹祺胶囊或是正清风痛宁的组合，对于肝肾功能的影响都比只用"甲氨蝶呤 + 来氟米特"等其他组的要小。

对比"甲氨蝶呤 + 来氟米特"组、"甲氨蝶呤 + 正清风痛宁"组、"甲氨蝶呤 + 痹祺胶囊"组可以看出，正清风痛宁对肝功能的影响较小，痹祺胶囊对肝肾功能的影响较大。

第十一章
类风湿关节炎的中医辨证分型及特色护理

类风湿关节炎是风湿科最具代表性的病种之一，中医药特色疗法和护理在类风湿关节炎疾病治疗与管理过程中发挥着重要的作用。由于患者体质不同，症状各异，因此根据每个患者的不同情况，我们需要"辨证施护"，采取不同的护理方式。

第一节　类风湿关节炎的辨证分型

类风湿关节炎的辨证分型一般可分为风湿痹阻、寒湿痹阻、痰瘀痹阻、气血两虚、肝肾不足这五类。

风湿痹阻证：肢体关节疼痛，重着，肿胀，痛处游走不定，关节屈伸不利，舌质淡红，苔白腻，脉濡或滑。

寒湿痹阻证：肢体关节冷痛，局部肿胀，屈伸不利，关节拘急，局部畏寒，得寒痛剧，得热痛减，皮色不红，舌质胖，舌色淡暗，苔白腻或白滑，脉弦缓或沉紧。

痰瘀痹阻证：关节肿痛，日久不消，晨僵，屈伸不利，关节周围或皮下有结节，关节浮肿日久，按之稍硬，或有痰核、硬结出现，或肢体顽麻重着，或见关节肿大，僵硬变形，屈伸不利，面色黯黑，严重时疼痛剧烈，缓解时疼痛程度多呈隐痛，腰膝酸痛，易疲倦，喜暖怕凉，眼睑肿胀，或胸闷痰多，或口唇暗红，舌质紫暗或有瘀斑，舌苔白腻或黄腻，脉沉细涩或弦滑，尺脉弱。

气血两虚证：关节肌肉酸痛无力，活动后加剧，或肢体麻木，肌肉萎缩，关节变形，少气乏力，自汗，心悸，头晕目眩，面黄少华，舌淡苔薄白，脉细弱。

肝肾不足证：关节肌肉疼痛，关节肿大或僵硬变形，屈伸不利，腰膝酸软无力，关节发凉，畏寒喜暖，舌红，苔白薄，脉沉弱。

第二节　类风湿关节炎的中医特色护理

一、风湿痹阻证的中医特色护理

1. 病情观察

注意记录关节肿痛、活动情况，比如疼痛的性质、肿胀程度，晨僵发作的时间，畸形、功能障碍的程度等，注意记录自理情况。

2. 生活起居

（1）生活环境

类风湿关节炎患者最怕风冷、潮湿，故病室宜温暖而干燥，阴雨潮湿地区要提高室温以驱散湿气。岭南地区具有闷热潮湿的气候特点，患者应起居有时，顺应四时，避免风、湿、热邪的侵入。患者所处环境应维持适当的湿度（40%～50%）及温度（20～25℃），保持室内光线充足及空气流通。

（2）一般生活护理

类风湿关节炎患居住的房屋最好向阳、通风、干燥，保持室内空气新鲜，床铺平整，被褥轻暖干燥，常洗晒，床铺不能安放在风口处，以免受凉。洗脸洗手宜用温水，晚上洗脚，热水以能浸至踝关节以上为好，沐足水温在38～42℃，时间以10～15分钟为宜，可促进下肢血液循环。

对于四肢关节活动受限的患者，应注意经常帮助其更换体位，防止发生褥疮。对手指关节畸形，肘关节屈曲挛缩难伸，不能刷牙、洗脸及持筷进食者，要及时照顾，备简便用具，如不需要拧的小毛巾，用调羹代替筷子，换用长柄牙刷等，使患者感到方便，因能自理生活而感到欣慰。对两膝关节及踝关节变形、行走不便者，要注意防跌仆，必要时备拐杖，桌椅位置安排得当，便于室内活动。厕所装上把手，便于下蹲后起立。身边人应理解患者生活不能自理的痛苦，设身处地、想方设法地予以帮助。

3. 饮食调护

类风湿关节炎患者对饮食无特殊要求，但因为长期患病，身体存在慢性消耗，容易出现体弱及蛋白质、维生素不足的现象。长期服药的患者容易出现脾胃功能低下、消化吸收功能障碍等问题。很多长期服用糖皮质激素的患者容易出现骨质疏松、维生素 D 缺乏等问题。忌烟酒，不食用生冷不洁的食物，以免会损伤脾胃功能。

饮食应注意营养均衡，选择脂肪和胆固醇含量低的食物，避免进食油炸食品，可饮用低脂和脱脂牛奶；多吃应季的蔬菜和水果，勿吃过咸食物，否则同服糖皮质激素的患者易出现水钠潴留。

岭南特色常用食疗方：木瓜生姜蜂蜜粥。

配方：蜂蜜 10g，粳米 100g，木瓜片 10g，生姜片 10g。

制法：将木瓜片装入布袋中，与粳米、生姜片同放入锅中，加水适量（100～200mL），煮成稠粥，趁温加入蜂蜜，调匀即成。

服法：每天早晚各食用 1 次，每次 1 碗。

功效：祛风湿，通经络。

4. 情志护理

类风湿关节炎风湿痹阻证往往病程长，迁延难愈，关节肿痛，骨质破坏严重，患者因长时间被疾病缠绕，容易出现自卑、焦虑、失望、抑郁等负面情绪，甚至产生厌生的想法。音乐疗法、移情易性法、宁神静志法等有助于减少其内心压力、忧愁，提高治疗疾病的信心，疏散不良情绪。可应用暗示疗法及疏导疗法，包括情绪发泄法、打坐调息法、言语开导法、以情制情法。

5. 运动调护

功能锻炼对患者具有积极的意义，通过功能锻炼活动关节，可以减少僵直挛缩，防止肌肉萎缩，恢复关节功能，"以动防残"。患者锻炼时，应注意根据自己的身体状况选择相应的锻炼方式。锻炼可分为全身运动及局部运动，其中全身运动包括太极拳、八段锦、易筋经、五禽戏、广播体操及耐力锻炼等，患者可根据自身条件选择一至两种运动方式，还可根据病情针对性地选择类风湿关节炎相应的局部关节运动方式。

（1）太极拳

太极拳动作柔和，拳式易学，而且架势的高低、运动量的大小都可以根据个人的体质而有所不同，能适应不同年龄、体质者的需要。

（2）八段锦

八段锦的体势有坐势和站势两种。坐势练法恬静，运动量偏小，适于起床前或睡觉前锻炼，站势运动量相对偏大，可根据不同年龄、身体状况进行选择。

（3）耐力锻炼

又称有氧训练法，是一种改善呼吸功能、心血管功能等的方法，主要项目有游泳、步行、慢跑等，通过增加肌肉运动负荷增强人体的有氧代谢能力。特别是游泳，能很好地促进类风湿关节炎患者的功能恢复。

急性活动期患者应该卧床休息，通过治疗使急性炎症消失或缓解后，再进行适应身体情况的锻炼。活动量可以按照活动后的反应进行调整，强度由小到大、活动时间由短到长、活动次数由少到多，循序渐进。通过活动可达到增强体质、振奋精神、维持关节活动、改善关节功能，以及减少关节挛缩、强直和肌肉萎缩的发生的目的。

6. 中医特色技术（个别技术操作由专业医护执行）

（1）推拿

推拿疗法适用于受累关节处的重点治疗（见图 11-1、图 11-2）。

①上肢疼痛者：捻指间关节，按四缝、劳宫，点阳溪、大

259

陵、曲池、肩髃，拿合谷、曲池、肩井。每日1～2次，每次30分钟。

②下肢疼痛者：按内庭、太冲、丘墟、悬钟、阳陵泉、阴陵泉等，点解溪、昆仑、膝眼、足三里、梁丘。每日1～2次，每次30分钟。

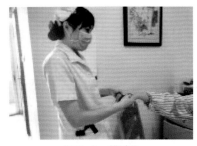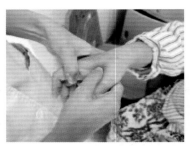

图11-1　推拿1　　　　　图11-2　推拿2

（2）隔姜灸

隔姜灸是用姜片做隔垫物而施灸的一种灸法。将鲜生姜切成厚约0.5cm的薄片，在中心处用针穿数孔，以便传导热力。将姜片置于穴位上，再将艾炷置于姜片上，点燃艾炷施灸。当患者感觉温热，局部皮肤出现汗湿红晕时，可换艾炷再灸，不换姜片，灸3～7壮。如初灸1～2壮时自觉灼痛，将姜片略向上提起，然后放下，此种灼痛非真热，是药性刺激所致，可换小艾炷灸之，如灼痛不可忍耐，移动姜片，再灸之。每天灸疗1次，1周为一个疗程。此法对久病体虚伴有寒湿证候的类风湿关节炎患者有较好的疗效。

（3）拔罐法

将酒精棒稍蘸95%酒精，用酒精灯或蜡烛燃着，将带有火焰的酒精棒一头往罐底一闪，迅速撤出，马上将火罐扣在压痛部位及病变关节周围，此时罐内已形成负压，即可吸住。每天1次，1周为一个疗程。

（4）中药熏洗法

将川乌、草乌、附子、桂枝、细辛、麻黄等具有温热散寒作用的药物煎煮好，倒入盆中，待药液温度降至38～42℃，将受累关节浸泡于药液中，时间为10～15分钟，每天1次，1周为一个疗程。此法具有散寒止痛的功效。

二、寒湿痹阻证的中医特色护理

1. 病情观察

注意观察患者关节肿痛、活动情况，注意关注自理情况。密切观察患者的生命体征，加强巡视，防跌倒。注意观察患者有无畏寒发冷症状，低热或盗汗者可适当饮温开水，注意体温变化情况，汗出热退后及时更换衣物，以防外感。

2. 生活起居

（1）生活环境

保持病室干燥、阳光充足。避免坐卧寒凉、潮湿之地，注意关节部位保暖。夏季不可贪凉饮冷水，不宜用竹床、竹席，穿长袖衣裤睡觉，不要长时间吹电扇或久居空调房间。

（2）疼痛护理

观察记录疼痛的性质、部位、程度、起止和持续时间，并向患者解释疼痛的规律性，提高其对疼痛的耐受能力。

（3）外治法的应用

外敷活血化瘀、消肿止痛的药膏，如消肿止痛膏、镇痛贴膏等。

（4）关节护理

急性活动期患者除关节疼痛外，常伴有发热、乏力等全身症状，应卧床休息，以减少体力消耗，保护关节功能，避免脏器受损。限制受累关节活动，保持关节功能位，如膝下放一平枕，使膝关节保持伸直位；足下放置足板，避免垂足。有关节畸形者，急性期过后，应注意功能锻炼以保持关节功能，以伸展和屈曲锻炼为主。

在日常生活中，注意防寒保暖，必要时佩戴手套、护膝、袜套、护腕等。患者可以在晨起时用力握拳再松开，交替进行50～100次（手关节锻炼前先用温水浸泡），还可以在床上行膝关节屈伸练习30次。夜间睡眠时可以戴弹力手套保暖，以减轻晨僵。

（5）放松术的运用

闭目、缓慢深呼吸，用意念放松全身肌肉，同时配合播放轻音乐，分散对疼痛的注意力。

3.饮食调护

以"疏风散寒、扶湿通络"为原则，虚寒体质患者宜选牛肉、山药、枣、赤小豆等食物。推荐岭南特色中药食谱方如下：

（1）牛膝杜仲蹄筋蒸鸡肉

配方：牛膝 10g，杜仲 20g，蹄筋 100g，鸡肉 500g，葱、姜、精盐适量。

制法：将蹄筋、鸡肉、牛膝、杜仲、葱、姜放入大碗，加清水适量，上笼蒸，待蹄筋熟烂后出笼，精盐调味后食用。

（2）寄生杜仲土鸡煲

配方：土鸡1只，桑寄生、杜仲、枸杞子、姜、精盐、料酒、高汤适量。

制法：将土鸡、桑寄生、杜仲、枸杞子放入煲锅内，加入高汤、姜、料酒，武火煮沸，撇去浮沫，文火煲2小时，精盐调味即可。

4. 情志护理

可采用五行音乐疗法进行情志护理。五行音乐疗法理论来自五行学说，五行的木、火、土、金、水，分别对应于五音阶的角、徵、宫、商、羽。肝在音为角，在声为呼，可多听古萧、竹笛、木鱼等演奏的音乐，另外按照同气相求的原则主要聆听角调式乐曲。肝顺需要木气练达，适合欣赏的曲目为《胡笳十八拍》，这首曲子中属于金的商音元素稍重，刚好可以抑制体内过多的木气，同时曲中婉转地配上了较为合适的属于水的羽音，水又可以很好地滋养木气，使之柔软、顺畅。可根据患者的喜好及舒适度选择轻音乐，转移注意力，缓解疼痛感。

5. 运动调护

患者根据自身关节活动受限程度选择全身运动项目，包括太极拳、八段锦等，每日2次，每次30分钟。

6. 中医特色技术（个别技术操作由专业医护执行）

（1）中药热熨疗法

中药热熨疗法是将温热的中药混合物置于布袋中，将其置于身体特定部位或穴位的治疗方法。每日治疗 1～2 次，每次 20～30 分钟，以 1 周为一个疗程。中药热熨疗法联合西药治疗能够显著改善患者关节肿胀和压痛情况，具有温经散寒、祛风止痛的作用。

（2）雷火灸

每天灸疗 1 次，以 10 天为一个疗程，病初起时一般灸 1～2 个疗程（见图 11-3、图 11-4）。步骤如下：

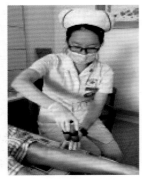 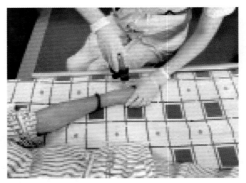

图11-3　雷火灸1　　　　　图11-4　雷火灸2

①选择疼痛关节，运用纵向灸法、横向灸法手法使局部熨热，60 个来回为一组，共治疗 3 组。

②局部熨热后运用拉辣式灸法灸患侧疼痛处，7 个来回为一组，共治疗 3 组。

③运用小回旋灸法旋转 20 圈后进行局部穴位按摩，共治疗 3 组。

④最后运用雀啄灸法点刺，单次为泄。

⑤上焦泄十指宣，下焦泄十指冲。

每天灸疗 1 次，以 10 天为一个疗程，病初起时一般灸 1～2

个疗程。

（3）耳穴压豆

取耳穴内分泌、心、脾、肾、交感、神门等，将中药王不留行籽置于小块胶布中央，然后贴在穴位上，适当用力按压，可调理脏腑。每次以贴压 5～7 穴为宜，轻轻揉按 1～2 分钟。每日按压 3～5 次，夏季 3 天、冬季 3～5 天更换一次。双耳交替进行，1 周为一个疗程。

（4）推拿

推拿疗法适用于在受累关节处做重点治疗。

①上肢疼痛者：捻指间关节，按四缝、劳宫，点阳溪、大陵等，拿曲池、肩井等。每日治疗 1～2 次，每次 30 分钟，以1 周为一个疗程。

②下肢疼痛者，按内庭、太冲、阳陵泉、阴陵泉等，点解溪、足三里、梁丘等。每日治疗 1～2 次，每次 30 分钟，以 1 周为一个疗程。

三、痰瘀痹阻证的中医特色护理

1. 病情观察

观察患者有无关节肿痛及皮下结节，关注关节疼痛的性质、持续时间及强度。观察面色情况，此类型患者多面色暗黑或口唇暗红。监测体温，观察有无眼睑肿胀或胸闷痰多等临床症状。

2. 生活起居

适当卧床休息，注意足够的营养摄入。注意避免过度劳累、精神刺激等可诱发或加重病情的因素。

3. 饮食调护

痰瘀互结者宜食具有化痰祛瘀功效的食物，比如苹果、木耳、百合、雪梨、白萝卜、罗汉果、橙子、菌菇等，以达润肺化痰之目的。

岭南特色常用药膳方：薏米山药粥。

配方：薏苡仁 150g，鲜山药 50g，陈皮 15g。

制法：将陈皮置于锅中后加水 1500mL，烧沸后用文火煎约 10 分钟，滤汁去渣；薏苡仁、鲜山药洗净后置于锅中，入陈皮药汁，煮至薏苡仁酥烂即可，食用前可酌情加糖或盐调味。

4. 情志护理

痰瘀互结证表现为心悸胸闷、肢体肿胀、痰多难咯等，宜采用顺情从欲法、移情易性疗法缓解患者的不良情绪。

5. 运动调护

急性发作期患者应卧床休息，避免剧烈运动，避免受累关节负重，关节疼痛缓解后方可逐渐恢复运动。可以指导患者进行床上扩胸、床上踩单车、拱桥运动，以提高肺功能，还应指导进行有效的拍背排痰，促进痰液排出。

慢性炎症间歇期患者应进行耐力锻炼，主要有步行、慢跑、打太极拳、练习八段锦等运动方式。通过增加肌肉运动负荷增强有氧代谢能力，有助于增强呼吸、心血管功能等。

6. 中医特色技术（个别技术操作由专业医护执行）

（1）穴位注射疗法

辨证选穴为主，邻近取穴为辅，注重原穴、郄穴、合穴等特定穴及一些经验穴的选用。轻型疼痛者选用活血化瘀类药物；中重度疼痛者采用作用强烈的具有消炎止痛效果的中药制剂（如正清风痛宁注射液）及激素类制剂。注射剂量不宜过大，宜少量多针，每次可选用 4 个以上的注射点，隔日 1 次。激素类药物注射每周 1 次。

（2）中药敷贴疗法

取桃仁、白芥子各 6g 研成细末，用适量蛋清调成糊状，外敷关节痛处，3～4 小时可止痛。每日治疗 1 次，每次 3～4 小时（见图 11–5、图 11–6）。

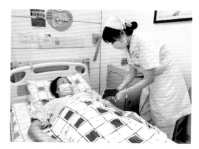

图11–5　中药敷贴1

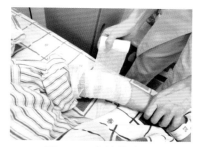

图11–6　中药敷贴2

（3）中药离子导入疗法

按照治疗部位的大小，选择相应的电极及衬垫，衬垫浸上不同浓度的治疗药物，明确导入药物的极性，做好治疗前的准备工作后通电进行治疗。每日治疗 1～2 次，每次 20 分钟（见图 11–7）。

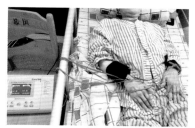

图11–7　中药离子导入疗法

四、气血两虚证的中医特色护理

1. 病情观察

密切观察生命体征，加强巡视，防止跌倒事件发生。注意体温变化，汗出热退后及时更换衣物，做好保暖，以防外感。详细记录出入量，及时告知医生，按医嘱进行处理。

2. 生活起居

岭南地区气候具有闷热潮湿的特点，患者应起居有时，顺应四时，避免寒、湿、风邪的侵入。应注意保持室内温暖干燥，空气流通，病床置于避光位置或使用避光窗帘。保持室内空气新鲜，每日通风2～3次，每次30分钟。使用空气消毒机对室内空气进行消毒，保持床单和衣服整洁。避免接触、吸入化学物品等化学因素暴露，避免过冷、过热、过干、过湿、摩擦、日光等物理因素暴露。

3. 饮食调护

气血两虚证患者宜根据具体情况选用大枣、核桃、红糖、乌鸡、鸡蛋、牛奶、阿胶等，水果可以选用火龙果、苹果、山楂等。食疗宜选择补气活血、活络祛邪之品，如当归、山药、黄芪等。红糖桂圆莲子羹具有补气养血的功效。

4. 运动调护

八段锦、太极拳、易筋经、五禽戏等项目可使患者通过自身形体活动，对肢体关节进行拉伸延展，结合呼吸吐纳、心理调节，达到强身健体、颐养性情、定志安神、提高免疫力的目的。应视各人体力、体质及病情情况选择合适的锻炼方式，每日锻炼 1～2 次，每次 20～30 分钟，可配合音乐同时进行，以全身微微汗出为度，不宜进行长跑、游泳、爬山等剧烈活动。

5.情志护理

患者长期受慢性疾病的不良影响，往往容易郁郁寡欢，忧郁沮丧，甚至感到自卑无助，应告知患者情绪波动易加重气虚，故需节制，指导患者舒缓情志，尤当戒怒，学会正确对待喜与忧、苦与乐、顺与逆，保持稳定的心态。

情志相胜疗法是情志护理的常用方法之一。例如，忧伤肺，喜胜忧，可通过气的舒缓流畅去疏散气的抑郁闭塞，对忧郁沮丧的患者可以用喜悦的事物使其振作精神，从而达到治疗目的。

6.中医特色技术（个别技术操作由专业护士执行）

（1）中药熏洗

选用川芎、红花、丹参、延胡索、刘寄奴、苏木、姜黄等中药，水煎后熏洗下肢，此类药物具有补气活血止痛的功效，可促进局部血液循环，以利药物的吸收。每日治疗 1～2 次，每次 20 分钟。

（2）隔姜灸法

患者俯卧于床上，取上脘、中脘、气海、足三里、上巨虚、下巨虚、丰隆等穴位，常规消毒后在治疗部位上涂抹生姜汁，敷贴 10cm×50cm 的桑皮纸，其上再铺姜末呈梯形，上窄下宽，厚 1～2cm，宽 4cm，最后在姜末的上面置三角锥形艾炷，艾炷要放稳以免掉落。将艾炷搓紧，前后放置均匀，衔接紧凑，以线香点燃艾炷的头、身、尾 3 点，1 壮灸完后换另 1 壮，连续灸完 3 壮后移去姜末，取下桑皮纸，用温水轻擦去姜汁，注意不要损伤皮肤。每周治疗 1 次，3 次为一个疗程。

（3）经络拍打

通过拍打具有升阳通络作用的手阳明大肠经、督脉、足太阳膀胱经和足阳明胃经，使经络疏通，微循环得以改善，局部温度升高，血液循环加快，起到益气通络、活血化瘀的治疗效果。每日治疗 1～2 次，每次 20～30 分钟，1 周为一个疗程（见图 11-8、图 11-9）。

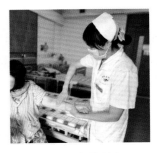

图11-8 经络拍打1

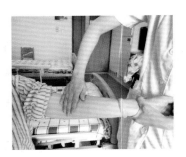

图11-9 经络拍打2

五、肝肾不足证的中医特色护理

1. 病情观察

急性期患者应绝对卧床休息。密切观察患者的生命体征，经常巡视，防止跌倒事件发生，注意观察患者四肢肿胀情况。详细记录患者尿量及皮肤情况，及时告知医生，按医嘱对症处理。

2. 生活起居

注意保持室内温暖干燥，通风透气，阴雨天应采取防潮措施。鼓励患者适当多活动，尤其在天气晴朗时多参加户外活动，避免因身体沉重、活动过少导致气血不畅，关节僵硬，肌肉萎缩。在日常生活中注意避风防湿、避寒保暖。嘱患者注意胃部保暖，做好防跌倒措施。

3. 饮食调护

宜进食滋养肝肾之品，如枸杞子、黑芝麻、黑木耳等。药膳方有莲子百合煲瘦肉汤等。忌辛辣香燥之品。饮食应合理、有节制，定时适量，以清淡食物为宜，不能饥饱失常，暴饮暴食，避免损伤脾胃。

患者常伴有钙、锌缺乏，宜多吃钙、锌含量多的食物，比如排骨、奶制品、葡萄干、芝麻、松子、核桃等，以调节免疫，满足骨质代谢的正常需要，改善骨质疏松。

4. 情志护理

患者的心理状态对疾病进展有一定影响，因此要注意患者的心理健康，及时引导患者排解不良心理情绪，减少不良情绪给疾病和生活带来的各种负面影响。积极的情绪将有效地作用于神经免疫系统，逆转不良的心理状态，增强患者接受治疗的积极性和依从性，提高免疫功能，改善生活质量。

采用音乐疗法调理情志是情志护理的常用方法之一。中医五音疗法是基于"五脏相音"形成的，五音配属五脏，结合五行生克，可从整体上调节人体的阴阳平衡。五种调式应于五脏，配合十二律应用，角调式乐曲旋律朝气蓬勃、兴发舒展，在五脏则入肝，可以条达情志、消忧解郁。

5. 运动调护

急性活动期患者应卧床休息，通过治疗使急性炎症消失或缓解后，进行适合身体情况的锻炼。选择适宜的锻炼方式有益于增强患者的体质。肝主筋藏血，有滋养诸脏腑、全身筋骨和保障关节运动之用，宜选择强度较小、节奏较慢的"全身慢运动"，如慢跑、练瑜伽、打太极拳等。

6. 中医特色技术（个别技术操作由专业医护执行）

（1）穴位按摩

取两侧阳陵泉、足三里、三阴交、太冲、太溪，共按摩10分钟，按摩完成之后，按照从膝关节到踝关节的顺序，轻捋小腿腓肠肌5～10分钟。每日治疗2～3次，每次15～20分钟。

（2）子午流注低频治疗

取双侧肾俞、肝俞、丰隆、上巨虚、下巨虚，并在相应的穴位贴上电极片，启动电源，调节电流强度，起到疏通经络的作用。每日治疗1～2次，每次20分钟，1周为一个疗程（见图11-10）。

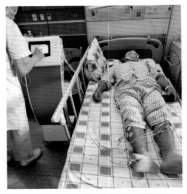

图11-10　子午流注低频治疗

（3）中药沐足

辨证给予中药方加生地黄、续断、地骨皮、骨碎补、桑枝、赤芍、知母等补益肝肾之药沐足，具有疏通脉络、改善血液循环和刺激神经功能恢复的作用。每日治疗1次，每次10～15分钟，从而达到养气益肾、化瘀通络、活血止痛的目的。

（4）中药熏蒸法

此类型辨证药方加千年健、杜仲、续断、牛膝、桑寄生、狗脊等补肾强筋壮骨之药熏蒸，使关节周围皮肤温度升高，从而改善局部血液循环，利于炎症和水肿的消退，加速组织修复。每日治疗 1 次，每次 10 分钟，1 周为一个疗程。

第十二章

类风湿关节炎中医特色慢病管理的构建与应用

第一节　类风湿关节炎的中医特色慢病管理的构建

一、构建类风湿关节炎中医特色慢病管理的目的

在前面的章节中介绍过，类风湿关节炎的中医慢病管理是一个基于中医药体系，由患者、医生、护士和其他专业人员共同组成和合作而形成的一种慢性疾病防治的模式和策略。通过中医药的干预，为类风湿关节炎患者提供全面、连续、主动的管理，以达到促进健康、延缓慢性病进程、减少并发症、降低致残率、延长寿命、提高生活质量、降低医药费用等目的。

该模式倡导针对类风湿关节炎发生、发展的各个阶段采取相应的措施，与患者一起，以团队合作的方式共同对抗疾病，早日实现达标治疗，减少不良反应的发生。而医生与患者形成的连接体是这个模式的核心，通过医生的不断引导及管理，达到"患者的自我管理"这一最终目的。

二、类风湿关节炎中医特色慢病管理的构架组成

类风湿关节炎的中医特色管理构架的组成包括类风湿关节炎患者、专家团队、护理团队。专家团队主要由具有中医背景的医生，包括门诊的风湿科医生、住院部的风湿科医生、慢病管理医生、心理医生、营养科医生等。护理团队主要包括护理师、护士等。管理师团队包括有一定的医学或药学背景的管理人员，如数据管理员、随访管理员等。这也形成了以"患者为核心"的中医特色管理体系（见图12-1）。

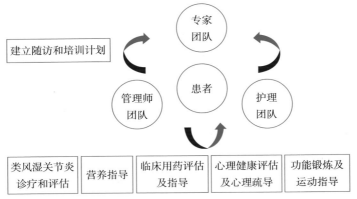

图12-1　类风湿关节炎中医特色慢病管理团队构架

1. 专家团队

专家团队在整个慢病管理体系中具有一定的权威性，专家们的慢病管理理念是整个团队的基石，是整个慢病管理架构的灵魂，其必须对整个慢病管理活动提供最为专业的指导及管理，而这就对整个专家团队的专业知识、慢病管理知识及管理学知识提出了高要求。因为专家团队不仅要为患者的诊疗提供最合

适的方案，还需要协调团队的人员管理；不仅要给患者科普类风湿关节炎疾病知识，还要不断给团队提供前沿的、详细的类风湿关节炎慢病管理知识。

专家团队需要为患者提供类风湿关节炎的诊疗和评估、营养知识、临床用药评估及指导、心理健康评估及心理疏导，这也就要求专家团队需要由多学科参与组建，如营养科、心理科、运动医学科等。如果由于医院的条件限制或者团队在建立初期无法实现多学科的合作，那就意味着对风湿科专科医生提出了更高要求，因为其必须要具备关于类风湿关节炎的诊疗评估、营养、运动功能锻炼，甚至是心理学的专科知识，才能为患者提供全面而具体的慢病管理方案。

2. 护理团队

护理团队不仅在类风湿关节炎诊疗中起到重要的作用，也是类风湿关节炎慢病管理中的支柱。护士主要负责宣教、评估、管理等工作，不仅负责协调管理所有的类风湿关节炎患者，还需要协调团队的各个成员。护士是接触患者的第一线角色，因此一个具有慢病管理理念的护士往往能使慢病管理的工作事半功倍。

护理团队主要负责的工作如下：

①负责疾病活动度评估及功能、健康状态评估。

②需向患者提供疾病及相关管理方面的教育，推广自我管理技能，使患者能够更好地控制疾病。

③提供咨询服务，改善沟通方式，提高患者对护理的满意度，从而增强护理的连续性，同时提供连续性支持。

④应参与疾病的全程管理，控制疾病活动，缓解患者症状，提高达标率，改善患者结局。

⑤应识别、评估并解决患者的社会心理问题，尽可能降低患者出现焦虑与抑郁症状的可能性。

⑥应参与疾病检测与干预，发挥中医外治法优势，节约医疗成本。

3. 管理师团队

慢病管理涉及繁杂的数据及人员管理，因而需要一个具有一定医学或药学背景的管理师团队，包括数据管理员、随访管理员等。管理师团队的存在极大缓解了专家、护理团队的压力。管理师团队的具体工作包括制定患者随访计划、跟踪随访、录入随访数据、管理数据等。

4. 患者的自我管理

慢病自我管理的概念最初起源于20世纪70年代Thomas Creer提出的"Asthma Self Care"模式，后于20世纪90年代美国斯坦福大学患者教育研究中心发展成为系统的理论。

类风湿关节炎患者的自我管理有以下三大任务：

①医疗或行为管理（medical management）：按时按量服药，定期复查肝肾功能、炎症指标等，进行功能锻炼。

②角色管理（role management）：建立并保持自己在社会、家庭和朋友中的新角色，要接受自己是一个患有类风湿关节炎的普通人，需要正常参加工作，维持与家人及朋友的正常相处关系。

③情感管理（emotion management）：处理和应对类风湿

关节炎这个疾病所带来的各种情绪问题，比如焦虑、恐惧等，妥善处理情绪的变化。

如果将这三大任务具体化，就是以下的五项任务：

①遵医嘱用药：由于类风湿关节炎患者需要长期坚持服药才能使疾病得到良好的控制，因此药物治疗是类风湿关节炎治疗的重要措施，患者及家属需要了解药物性质、使用目的、用药方法、副作用和注意事项，自觉遵医嘱用药，不要随便停药、换药、增减药量，坚持治疗，减少复发。病情复发的患者应及时就医，以免重要脏器受损。

②自我监测：学会简单解读类风湿因子、炎症指标、血常规、肝肾功能等指标。

③主动评估与咨询：定期主动找医生、护士、管理师进行评估，按时就诊。

④适当休息与康复锻炼：在疾病发作期及关节疼痛剧烈时应避免活动，避免关节受压，使关节尽量保持伸展位，卧床休息，注意关节保暖。在急性症状缓解后，应尽快进行康复锻炼，促进关节功能恢复。

⑤注意饮食与居住环境：患者居住的地方应阳光充足，空气对流好，保暖措施齐全。患者要避免居住在阴暗、潮湿的地方，否则可能加重关节疼痛。另外，部分患者会出现活动受限，对于这类患者，经常需要的物品应放在其就近可取处，家属应鼓励患者完成力所能及的活动，避免患者过度依赖，丧失自理能力。在饮食上应尽量进食清淡、易消化的食物，应选择高蛋白、高维生素等营养丰富的食物。

第二节　类风湿关节炎慢病管理的应用

　　类风湿关节炎中医特色慢病管理的应用是建立在构建好团队的基础之上的，其目标是以患者为核心，为患者量身定制具有中医特色的慢病管理方案。

　　类风湿关节炎中医慢病管理的意义在于通过多种方式教育指导类风湿关节炎患者，普及疾病常识、治疗目标、药物、营养指导、中医四时养生知识、中医饮食调理、心理调整等方面的知识，引导患者在慢病管理团队的协助下学会自我管理疾病。类风湿关节炎慢病管理平台为患者提供了一个良好的沟通渠道，使患者在医护等专业人员的帮助下学会管理类风湿关节炎，明白治疗的目标是达标治疗，即达到低疾病活动度，甚至是临床缓解，在一定程度上保证了疾病的康复。通过慢病管理平台建立了类风湿关节炎患者的随访管理制度，医护人员就能更系统、更完整地掌握门诊类风湿关节炎患者的疾病变化情况，也为出院患者的随访评估提供了保障。另外，类风湿关节炎慢病管理也为临床科研、临床路径、临床指南、药物临床试验等提供了更大的平台。

　　慢病管理的核心在于持续地评估与改进患者的治疗状况，即触发"评估 – 反馈 – 执行 – 改进"的循环（见图 12-2）。专家团队根据管理师团队提供的评估结果，对患者的用药方案及管理方案进行评估及改进。护理团队根据评估结果，进行饮食调整及生活方式指导，调整健康宣教方案。患者根据反馈的结果，结合管理前后状态及病情的对比，体会到慢病管理给自己带来的益处，从而调整对疾病的认识及生活方式。

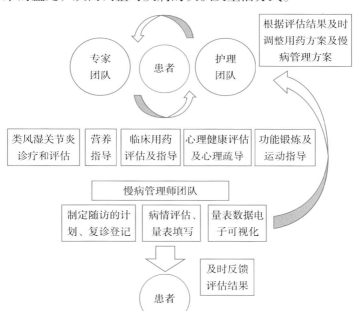

图12-2　类风湿关节炎慢病管理团队的构架及管理流程

一、类风湿关节炎慢病管理的具体流程

1. 纳入、排除标准

（1）纳入标准

符合类风湿关节炎诊断标准者。

（2）排除标准

①患有精神疾病或其他认知理解障碍而不能理解配合的患者。

②不同意进行慢病管理者。

③专家评估认为不适宜进行慢病管理者。

2. 分类管理标准

①活动期：DAS28-CRP ≥ 2.6，复诊周期为 12 周、24 周、36 周、52 周，此为一个循环。

②缓解期：DAS28-CRP < 2.6，复诊周期为 12 周、24 周、52 周，此为一个循环。

3. 管理流程

类风湿关节炎慢病管理基本流程如图 12-3 所示。

（1）首诊

患者首次就诊时，专科医师经过诊断及初步评估，将符合慢病管理纳入标准的患者引导至护士处，专科护士将慢病管理的定义、意义、流程，以及义务和权利进行进一步的介绍和讲解，若患者同意加入，则签署知情同意书，然后根据其关节肿痛的评估情况，完成个人信息表、病情评估量表、生活质量量表、中医证候量表等，发放健康教育书籍等资料，并根据疾病活动度、随访负责医生的不同而进入不同的微信群组，慢病管理师则需要记录患者的数据，并负责将数据电子化、可视化。此外，管理师团队还需要跟患者沟通每次复诊的时间、地点及进行实验室检查的时间，并通过微信、电话等途径，确定并落实下一次复诊的时间及地点。

（2）复诊

通过各量表评估患者的状态，并据此提供用药、饮食、运动、起居等方面的指导，结合实验室检查结果，计算患者类风湿关节炎疾病活动度，记录数据并反馈给主诊医师及患者。

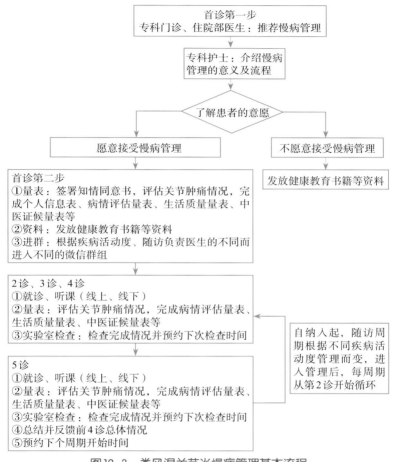

图12-3 类风湿关节炎慢病管理基本流程

（3）下一个循环

一个循环的最后一诊结束后，根据患者疾病情况，与患者预约进入下一个慢病管理循环。

4. 随访制度的建立

随访是指医院以通讯或其他方式了解患者病情，指导患者治疗及康复，并反馈总结患者对医疗活动意见的一种医患互动、观察的方法。

（1）随访的形式

①门诊随访评估：适用于一般患者，直接观察，信息准确。

②住院随访：适用于病情变化或无法常规门诊就诊患者。

③委托代随访：委托家属等人至医院进行随访，适用于行动不便及复诊困难的病情稳定患者。

④通讯随访：通过电话、手机、互联网等方式对患者进行常规的通讯随访，适用于外地患者或需要随时指导的患者。

⑤家庭随访评估：前往居住地随访，适用于依从性差、行动不便及复诊困难的患者，但较耗时费力，可行性差。

（2）随访的要求

①主动和共同参与。

②客观与详实记录。

③沟通与换位思考。

④尊重与保密原则。

（3）随访的原则

①出发点：一切患者为中心。

②七个原则：以人为本，诚信原则，整体原则，同情原则，平等原则，保密原则，共同参与原则。

③充分性：充分沟通。

④时间点：检验检查后、病情变化时（好转与恶化）、出入院前。

⑤有效性：使患者明确了解随访的必要性和疾病管理效果。

5. 循环转组标准

当活动期患者 DAS28-CRP < 2.6 时，可考虑转为稳定期队列，具体转组时间需要与主诊医师协商。

6. 结案标准

①当发现患者连续 3 个随访时间点未就诊，由管理师团队负责致电确认情况。如患者明确表示不再就诊并退出慢病管理，符合结案条件，则保留原先记录，不再增加记录，不再随访。

②当管理师团队通过电话、微信等方式确认患者已死亡，也可判定为结案，保留原先记录，不再增加记录，不再随访。

7. 重新纳入

结案后的患者，如要求重新加入慢病管理，则从第 2 诊进入慢病管理流程进行重新管理。

二、类风湿关节炎患者健康教育要点

1. 健康教育的基本内容

做好患者的健康宣教，是慢病管理顺利进行的关键。做好这个关键点，可以把"医生管理患者"的模式慢慢转化为"医生与患者共同管理"的模式。想要做好患者的健康教育，就要尽量避免填鸭式的教育。在首诊的时候，医护人员及管理师就应根据患者所填的个人信息表及谈话的方式来判断患者的知识水平及认知层次，充分了解患者的第一需求及知识薄弱的环节，从而摸清患者的情况，由此明确教育方向。广东地区的语言大致分为粤语、潮汕语、客家语，如有条件，可针对不同地区的患者，使用不同方言进行宣教，这会让患者更加容易接受。

由于现在网络使用的普及，信息获取更加便利，患者可以看到关于类风湿关节炎的大量信息，包括用药及饮食运动调理等方面，但由于这些信息的质量良莠不齐，各种错误穿插其中，不少患者听信广告及传言，花费大量的金钱和精力购买"神药"，但往往这些所谓的"神药"中含有大量的长效激素，长期服用此类药物将对患者的身体造成巨大的伤害，且会造成病情延误，甚至致残，因此我们对于类风湿关节炎患者的宣教，需要详细且清晰，这就要求我们制定标准化的教育方案。

2. 健康教育的全面标准化方案

标准的健康教育方案涵盖了用药、饮食、运动、护理、心理等全方位的知识，并且将知识分层，在不同的阶段对患者进行宣教。

（1）第一层：必须讲授的内容

①关节的结构、功能介绍。

②类风湿关节炎常见临床症状及体征。

③类风湿关节炎的病因病机。

④类风湿关节炎的治疗目标。

⑤类风湿关节炎常用药物的作用及不良反应。

⑥如何判断病情活动度。

⑦如何读懂 RF、类风湿抗体、ESR、CRP 等检查结果。

⑧如何监测心、肺、肝、肾功能。

⑨诱发类风湿关节炎加重的危险因素。

⑩类风湿关节炎关节肿痛急性发作的临时处理。

⑪ 类风湿关节炎患者的饮食禁忌。

⑫类风湿关节炎患者的起居与运动。

（2）第二层：推荐讲授的内容

①类风湿关节炎患者的体质特点和中医分型。

②类风湿关节炎常用内服中药的煎煮方法及外用中药的熬制方法。

③类风湿关节炎的中医特色疗法（如艾灸、耳穴压豆、雷火灸、药物罐等）及其功效、适应证和禁忌证。

④根据节气、时节调整起居、运动。

⑤类风湿关节炎常见并发症的常规处理及护理。

⑥类风湿关节炎的中医食疗方法等。

3.健康教育的多样化形式

（1）诊间宣教是健康教育的常见方式

诊间宣教是指慢病管理团队，包括主诊医生、护士、慢病管理师等，针对新纳入的患者或知识需巩固的患者，利用就诊的时间、填量表的时间、等待就诊的时间来进行的基础知识的宣教，属于基础课程的范畴。第1次的课程时间较长，常需花费30～40分钟，第2诊以后的课程往往只需10～15分钟，每次就诊循环授课。这种授课方式是患者比较容易接受的方式，能大大提高患者的依从性。

（2）大课教育是健康教育的强化课程

大课教育是指针对已纳入慢病管理的类风湿关节炎患者群体，开展深层次的健康教育课程和实践操作培训。大课教育通常是由类风湿关节炎方面的专家进行集中讲授的，每位专家授课时长通常为40～45分钟，课后10～15分钟为专家答疑时间。

通过专家们的强大号召力，可以同时满足多个患者的健康教育需求，答疑时间也可以将信息分享化（见图12-4、图12-5）。

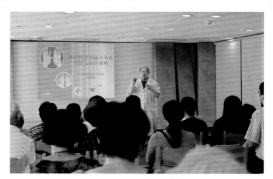

图12-4　大课教育

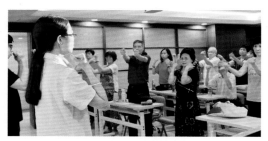

图12-5　功能锻炼

（3）媒介健康教育推送

我科有多名专家拥有微信公众号、抖音号、微博号，这些媒介会不定时推送关于类风湿关节炎的健康教育科普，慢病管理团队也会定期将这些科普链接转发至微信群、QQ群，以供患者阅读学习。当然，我们也不拘泥于媒介的形式，还出版了关于类风湿关节炎的多种纸质版科普资料，供不方便电子阅读的患者使用（见图12-6）。

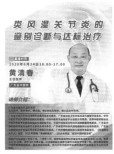 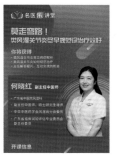 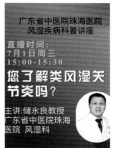

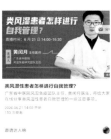 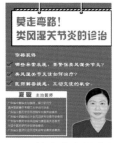 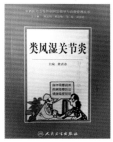

图12-6　健康教育媒介推送

（4）个体教育

对个别难管理、病情变化快、治疗困难的特殊患者进行一对一的面对面教育。这种方式费时长，通常由管理师团队负责，一般要求患者至少需要携带一名家属，通过与患者及患者家属预约时间来院进行个体化教育，制定适合患者的个性化慢病管理方案。

第三节　类风湿关节炎中医慢病管理的特色

1. 体质辨识

中医学认为，遗传和环境因素会导致不同的体质状态，遗传因素往往决定了体质的相对稳定性,后天环境则决定了体质的可变可调性,也就是说中医学可以通过后天干预调整体质。

体质与类风湿关节炎的发病及病理演变过程具有相关性,通过辨体用方,可以进行早期治疗,并达到阻止或逆转类风湿关节炎病情进展的目的。

2. 四季节气顺时调护

生物有生、长、化、收、藏的规律,自然界即有春、夏、秋、冬四时之轮回与其相对应,而四时是基于节气来划分的。"顺时调和"理论在防治 RA 病情活动中有着相应的应用。中医学认为,人与自然是一个有机整体,即"天人合一",天地阴阳的变化影响自然界节气的变换,而节气的变换又直接影响疾病的变化及人类的生、长、壮、老、已。防病治病"必知天地阴阳,四时经纪",顺应节气以调整阴阳平和,调动人体内源性防御机制,使人体处于阴平阳秘状态,变被动防治为主动预防,增强类风湿关节炎患者的自我保健意识。

3. 饮食起居调护

饮食方面,类风湿关节炎患者大体上应尽量进食清淡、易消化的食物,多选择蛋白质、维生素等含量较高的营养丰富的食物,如动物血、蛋、鱼、萝卜、洋葱、海带、木耳、西红柿、草莓、香蕉等;少食油腻、生冷、性寒的食物,如苦瓜、竹笋、鸭子、鹅肉等;戒烟、酒,避免进食容易诱发关节炎的食物,如肥肉等高动物脂肪类食物、高胆固醇食物及酒、咖啡、茶等饮品。

生活起居方面,应注意避风、寒、湿邪,居住地应干燥、温暖、向阳，注意保暖，多晒太阳，预防感冒。急性期患者以休息为主，稳定期患者应逐渐加强肢体功能锻炼。

4. 中药干预，辨证是根本

辨证分型是类风湿关节炎中医慢病管理的基础。根据 2018 年中华中医药学会风湿病分会《类风湿关节炎病证结合诊疗指南》，类风湿关节炎中医证型可大致分为风湿痹阻、寒湿痹阻、湿热痹阻、痰瘀痹阻、瘀血阻络、气血两虚、肝肾不足、气阴两虚八类，专家团队根据不同的证型开具不同中药、营养和调护处方。专家团队将分期辨证思路进一步优化，形成了"早期以祛邪为主，中晚期以补肾壮骨、柔肝舒筋为主，祛瘀通络贯穿治疗始终，顾护脾胃保障治疗过程"的治疗理念。

5. 中医外治法

中医外治法适用于活动性、缓解期类风湿关节炎患者，可作为类风湿关节炎的辅助治疗，能更快缓解患者的症状。

中药外治法包括敷贴法、熏洗法、灌肠法、鼻吸入法、灸法，以及围法、掺法、药捻法、发泡法、沐浴法、点眼法、含漱法、熨法等其他疗法；中药现代外治法包括中药离子导入、超声药物透入、穴位注射、中药介入、腔内注入、正清风痛宁三联序贯疗法等；以力作用于局部的外治法包括推拿、拔罐、刮痧等；具有侵袭性的中医外治法包括针刺、针刀、埋线法、刺血法、蜂针疗法等（见图 12-7 至 12-9）。

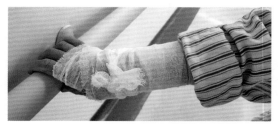

图12-7　敷贴法

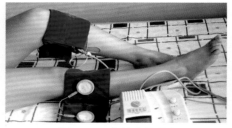

图12-8　中药离子导入

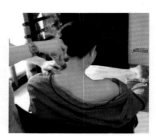

图12-9　雷火灸

第四节　基于类风湿关节炎慢病管理的临床科研一体化

一、临床科研的定义

临床科研是指以患者为主要研究对象的医学科学研究，其基本出发点为阐明疾病的病因、诊断、治疗、预防、自然病程及预后等方面的重要问题，从而认识疾病的本质，并进行有效的防治，达到保障人类健康和促进社会进步的目的。

二、慢病信息采集及管理

慢病信息采集及管理不仅是贯穿慢病管理整个过程的重要步骤，还是临床科研的重要步骤。慢病管理师团队在信息登记、管理、核查、反馈及统计中起到了重要的作用。

1. 慢病信息采集及管理的意义

（1）优化医疗策略

专家团队通过对患者慢病信息的采集，全程跟踪患者情况，及时调整用药方案，并据此优化医疗策略。

（2）提高患者依从性，加强患者自我管理

类风湿关节炎患者通过对自身信息的登记与回顾，对疾病发展、预后、结局和治疗有所了解，有助于提高治疗依从性，加强自我管理的意识和识别病情加重因素的能力，主动进行健康咨询并接受慢病管理团队的指导。

（3）提供科研及教学资源

类风湿关节炎患者信息登记档案收集了大量的信息，可通过定期汇总分析动态监测患者疾病信息，不仅满足基层卫生服务机构连续性医疗服务的需要，还可以为各种不同类型的课题研究提供资料（见图 12-10）。

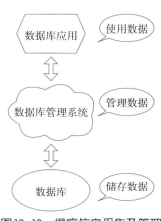

图12-10　慢病信息采集及管理

2. 慢病信息采集及管理工具

慢病管理的信息采集从纸质版到 Excel 表格，逐渐进化到数据库管理软件系统，新一代的数据软件涵盖了移动端和手机端的使用。

①移动化患者管理：具有医患即时沟通、患者资料随时可查等优点。

②结构化病历数据库：基于类风湿关节炎病种的结构化病历，标准化 CRF 量表等。

③诊疗全过程记录：病程全程记录，样本、检测、化验结果集成。

④标准化随访管理：个性化的随访计划，国际权威的随访问卷模板。

后记

对类风湿关节炎达标率的思考

一、急性期、活动期：注意选择中西医结合治疗方案，有条件的选择生物制剂和靶向小分子药物，以期尽快达到临床缓解。为尽快实现治疗目标，在进行中医辨证论治时，宜以祛风散寒除湿等祛邪之法为主，祛邪而不伤正，充分发挥中医药的协同作用。

二、缓解期或低疾病活动期：强调以中医药为主要的治疗手段，以国家中医药管理局印发的尪痹（类风湿关节炎）中医临床路径及中医诊疗方案中的辨证分型，或中华中医药学会风湿病分会制定的《类风湿关节炎病证结合诊疗指南》中的辨证分型为纲，根据不同分期和证型，强调中成药的辨证应用。

1. 中老年类风湿关节炎患者，以虚寒为主者：甲氨蝶呤 + 尪痹胶囊 / 痹祺胶囊 / 通络开痹片等；

2. 活动期类风湿关节炎患者：甲氨蝶呤 + 正清风痛宁缓释片 / 祛风止痛胶囊 / 七味通痹口服液等；

3. 有内脏损害或继发口干、眼干者：甲氨蝶呤 + 白芍总苷 / 雷公藤多苷等；

4. 非育龄期，伴显著免疫功能紊乱者，甲氨蝶呤 + 昆仙胶囊 / 雷公藤多苷等。

在评估疾病活动度的基础上，更多地关注患者的体力、心情、食欲及自我感受，更多层次地评估患者全身情况，使患者恢复关节功能、劳动体能、健康心态，积极参与到社会工作和生活当中。

三、抓住核心病机，治病求本，阻断病情进展："瘀"既是类风湿关节炎的病因，又可作为本病的中心病理环节贯穿整个疾病的始终，因此治痹重在治瘀，祛瘀通络应贯穿类风湿关节炎治疗的全过程。早期活动期邪气重，宜用兼有清热凉血作用的化瘀药；随着病情的进展，正虚邪恋，宜选用有养血化瘀作用的药物；中晚期出现关节畸形，功能障碍，此时寻常草木之药难以奏效，宜采用透骨搜络虫类之品。

四、分期治则：主张早期中医西医相结合，中期内治外治相结合，晚期内科外科相结合。

五、辨证分期：主张早期以祛邪为主，中晚期以补肾壮骨、柔肝舒筋为主，祛瘀通络贯穿治疗的始终，顾护脾胃是完成治疗过程的保障。

六、强化慢病管理，提高患者依从性，是提高达标率和维持缓解的有力保证：我国与其他一些国家的类风湿关节炎达标率存在一定差异，并非全然与药物和医疗水平差异相关，而是与目前的就医现状、生活习惯及医患沟通情况相关。只有加强医患沟通，让患者更准确、客观地理解疾病的本质、预后，积极配合治疗，不被各种虚假信息所诱导、迷惑，才能减少误诊、误治，更好地提高达标率，降低致残率，减少内脏损害的发生。